しごと場見学!

クリニック・薬局で働く人たち

しごとの現場と
しくみが
わかる!

橋口佐紀子 著
全国中学校進路指導・キャリア教育
連絡協議会推薦

ぺりかん社

この本でみなさんに
伝えたいこと

　私たちの身近にある場所を取り上げ、そこで働く人たちの仕事を紹介（しょうかい）する「しごと場見学！」シリーズ。この本では、病気になったときにお世話になるクリニックと薬局を取り上げます。
　クリニックも薬局も、どんな町にも必ずあります。どんな駅で降りたっても、「○○クリニック」「○○薬局」という看板を必ず見かけますよね。それだけ、生活に必要な場所だということです。
　風邪（かぜ）をひいた、ケガをした、歯が痛い、目が悪くなった──。
　この本を手に取ってくれたあなたも、いろいろな理由でクリニックにかかったことがあるでしょう。学校に行きたいのに風邪（かぜ）をひいちゃったというときには小児科や内科のクリニックに、サッカーをしてたら骨を折っちゃったというときには整形外科クリニックに、虫歯になっちゃったときには歯科クリニックに、視力が落ちてきたと感じたら眼科クリニックに……などなど。困ったときにまず行くのが、町のクリニックです。そして、そのクリニックで診察（しんさつ）を受けたあと、薬をもらうために行くのが薬局。
　この本では、そんなクリニックと薬局で働いている人たちを紹介（しょうかい）します。クリニックや薬局で、白衣を着たお医者さんや看護師さん、薬剤師さんたちに「だいじょうぶですよ」と言われたら、それだけでちょっとほっとしますよね。どうして安心感を得られるのでしょう？　それは、ひとつには、病気のことや薬のことの「専門家だから」ではないでしょうか。専門家が「だいじょうぶ」と言ってくれるなら、きっとだいじょうぶだろうと安心できます。
　そしてもうひとつは、その人が患者（かんじゃ）である私たちに「親身になってく

れるから」かもしれません。だからこそ、「だいじょうぶ」のひと言にも重みがあるのでしょう。
　今回取材をさせていただいたクリニックで働く人、薬局で働く人たちの話のなかでも、「相手の身になって」「患者さんに寄り添って」「自分が目の前の患者さんだったら」といった言葉がよく出てきました。医療は、専門的な知識や技術ももちろん必須ですが、その前に、相手を思いやる心が欠かせません。「この人のために何ができるかな？」と考えたときにはじめて、それまで経験してきたことや勉強してきたことが役に立つのです。

　この「しごと場見学！」シリーズの第1冊目では、病院で働く人たちを取り上げました。クリニックも、病院とそんなに変わらないのでは？ そう思った人もいるかもしれません。確かに、医師や歯科医、看護師など、国家資格をもつ人たちが多く働いていること、その人たちが連携を取りながら一人の患者さんの治療にあたっていることなど、共通点は多いです。その一方で、クリニックならでは、という部分もたくさんあります。「クリニックで働く人たち」と「病院で働く人たち」の違いに注目するのも、おもしろいかもしれません。

著者

クリニック・薬局で働く人たち　目次

この本でみなさんに伝えたいこと 3

Chapter 1

クリニック・薬局ってどんな場所だろう？

クリニック・薬局にはこんなにたくさんの仕事があるんだ！ 10

Chapter 2

眼科クリニックではどんな人が働いているの？

眼科クリニックの仕事をCheck！ 16
眼科クリニックをイラストで見てみよう 18
働いている人にInterview!①**眼科医** 30
働いている人にInterview!②**視能訓練士** 36
働いている人にInterview!③**眼科の看護師** 42

Chapter 3

小児科クリニックではどんな人が働いているの？

小児科クリニックの仕事をCheck！ ・・・・・・・・・・・・・・・・・・・　50

小児科クリニックをイラストで見てみよう ・・・・・・・・・・・・・　52

働いている人にInterview!④小児科医 ・・・・・・・・・・・・・・・　64

働いている人にInterview!⑤小児科の看護師 ・・・・・・・・・・・　70

働いている人にInterview!⑥医療事務 ・・・・・・・・・・・・・・・　76

働いている人にInterview!⑦病児保育の保育士 ・・・・・・・・・　82

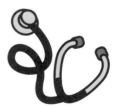

Chapter 4

歯科クリニックではどんな人が働いているの？

歯科クリニックの仕事をCheck！ ・・・・・・・・・・・・・・・・・・・・・・・・・・・・・・ 90
歯科クリニックをイラストで見てみよう ・・・・・・・・・・・・・・・・・・・ 92
働いている人にInterview!⑧**歯科医** ・・・・・・・・・・・・・・・・・・・・・ 104
働いている人にInterview!⑨**歯科助手** ・・・・・・・・・・・・・・・・・・・ 110
働いている人にInterview!⑩**歯科技工士** ・・・・・・・・・・・・・・・・・ 116

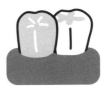

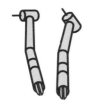

Chapter 5

薬局ではどんな人が働いているの？

薬局の仕事をCheck! ･････････････････････････････････ 124

薬局をイラストで見てみよう ･･････････････････････････ 126

働いている人にInterview!⑪ **薬剤師** ･･･････････････････ 136

働いている人にInterview!⑫ **訪問薬剤師** ･････････････････ 142

　ほかにもこんな仕事があるよ！ ･･･････････････････ 148

この本ができるまで ･･･････････････････････････････････ 152

この本に協力してくれた人たち ･･･････････････････････ 153

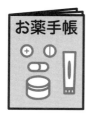

Chapter 1

クリニック・薬局ってどんな場所だろう？

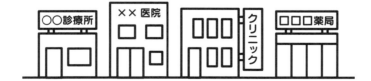

Chapter 1　クリニック・薬局ってどんな場所だろう？

クリニック・薬局にはこんなにたくさんの仕事があるんだ！

クリニックってどんな場所？

「クリニック」って、知っているよね？　そう、病気になったりケガをしたときに行く場所だ。「診療所」や「医院」と呼ばれることもある。これら3つは呼び方が違うだけで、同じだ。

じゃあ、「病院」とはどう違う？　わかるかな？

答えは、入院のためのベッドが19床以下なのがクリニックで、20床以上が病院だ。つまりは、クリニックのなかにも入院ベッドをもっている施設もある。そういうクリニックは、「有床診療所」と呼ばれている。ちなみに、入院ベッドをもたないクリニックは「無床診療所」。

今、全国にクリニックがどのくらいあるか知っているかな？　医科のクリニックは約10万軒、歯科のクリニックは7万軒近くある。その9

割以上が入院ベッドをもたないクリニックだ(歯科クリニックの場合は99パーセント以上がベッドをもたない)。だから、この本では、入院ベッドをもたないクリニックで働く人たちの仕事内容を紹介している。

クリニックでは"物語"をみる

ところで、病院とクリニックの違いは、ベッド数だけではない。それぞれが担っている「機能」も違う。病院は入院治療が中心で、クリニックは外来治療が中心だ。「なんだかちょっと調子が悪いな、病気かも」と思ったら、まずかかるのが近くのクリニック。そこで診察を受けて、「入院治療が必要」「もう少し専門的な検査や治療が必要」と判断されれば、病院を紹介される。そして紹介された病院で入院治療を受けて、症状が安定して外来や訪問診療のみで十分になったら、家から近いほうが安心なので、また近くのクリニックへ。そのように、病院とクリニックは連携をしながら医療を行っている。

病院とクリニックの違いについては、「点と線」「瞬間と物語」と言われることもある。つまり、病院は入院をしているあいだのみを診るのが基本で、患者さんが生活をしながら通うクリニックでは継続的に診ることができる、というたとえだ。たとえば、生まれたばかりのころから通っている小児科クリニックがあれば、そこに保管されているカルテ(診療録)には、あなたのこれまでの物語が記されているだろう。今回取材をさせてもらった小児科クリニックで働いている人たちも、「子どもたちの成長を見られるのがうれしい」と、共通して語っている。

薬局ってどんな場所?

ところで、この本のもうひとつのテーマが「薬局」だ。

薬局は、薬を出してくれる場所だよね。でも、薬を扱っている場所といえば、「薬店」や「ドラッグストア」もある。これらの違いについて

説明する前に、薬には2つの種類があるということを知ってほしい。

ひとつは、「医療用医薬品」。病院やクリニックで医師が診察をし、症状や体質に合わせて処方した薬のことで「処方薬」とも呼ばれる。

もうひとつは、「一般用医薬品」。「市販薬」というほうがピンとくるかもしれないが、正式には一般用医薬品と呼ばれる。薬局や薬店で売っていて、自分で選び、誰でも自由に買うことができる。「大衆薬」や「OTC医薬品」と呼ばれることもある。「OTC」は、「Over The Counter」の略で、薬局のカウンター越しに買える薬という意味だ。

薬局、薬店、ドラッグストアの違いに戻ると、薬局は薬剤師が必ずいて、医療用医薬品も一般用医薬品も取り扱うことができる。一方、薬店では医療用医薬品は取り扱うことができない。そしてドラッグストアはというと、その中間のようなイメージ。一般用医薬品を中心に日用品も含めて扱っているお店が多いが、なかには薬剤師が常にいて、調剤室もあり、薬局としての機能も兼ね備えているドラッグストアもある。

この本で取り上げているのは、ドラッグストアでも薬店でもなく、薬局。「調剤薬局」と呼ばれるところをイメージしてもらうといいだろう。ちなみに調剤薬局というのは通称で、ただの「薬局」が実は正式名称だ。

ところで、ひと昔前は会計時に薬も出すクリニックが多かった。いわゆる「院内処方」だ。しかし最近では「院外処方」が増えている。患者さんはクリニックに行ったあと、薬局にも行くため、面倒に感じるかもしれない。院内処方と院外処方にはそれぞれメリット、デメリットがあるが、院外処方が増えているいちばんの理由はダブルチェック機能だ。

医師が出した処方箋の内容を、薬の専門家である薬剤師がチェックする。医師だってミスをすることはあるのだから、薬局で薬剤師の目が入ることで医療の質が上がるのだ。

それぞれのプロフェッショナルが協力しながら働いている

さて、この本では「カモメ眼科クリニック」「ヒバリ小児科クリニッ

ク」「ドラゴン歯科クリニック」という３つの架空のクリニックと、「シロクマ薬局」という架空の薬局を舞台に、それぞれの施設で働いている人たちの仕事を紹介していく。

　３つのクリニックはいずれも無床診療所で、「受付→検査→診察→会計」というおおまかな受診の流れは同じだ。しかし、眼科、小児科、歯科と診療科が違うため、来る患者さんも、クリニック内の設備も、そこで働いている人たちもまったく違う。共通しているのは、受付には事務員さんがいて、笑顔で迎えてくれるということくらいだ。

　カモメ眼科クリニックで特徴的なのは、広い検査室と手術室だ。眼科医の診察の前に、目の状態を調べるためにいろいろな検査を行うことが多く、視能訓練士が担当している。手術室では目の病気の日帰り手術が行われていて、手術の前後には看護師が処置や説明でかかわる。

　ヒバリ小児科クリニックは、子どもがかかるクリニックだけに、院内全体がちょっとカラフルで親しみやすい。診察室や処置室では小児科医が患者さんである子どもの診察や注射などを行うのを看護師がサポートしている。クリニックのすぐとなりには病児保育室もあって、そこでは保育士と看護師が病気の子どもたちを見守っている。

　ドラゴン歯科クリニックの診察室では、真ん中に置かれた治療用の椅子に患者さんが座り、歯科医が口の中の治療に取り組み、それを歯科衛生士と歯科助手がサポートしている。そして、歯科技工室では、歯科技工士が顕微鏡を覗き込みながら、人工の歯を製作中だ。

　一方、シロクマ薬局はというと、入り口を入るとまずカウンターがあり、事務員が迎えてくれる。その奥には調剤室があって、薬剤師が調剤業務を行っている。さらに、シロクマ薬局では、在宅医療にもかかわっている。介護施設の入居者さんや在宅医療を受けている患者さんに薬を届けて、服薬指導や薬剤管理を行うということにも取り組んでいるのだ。

　さて、つぎの章からいよいよ２人の中学生が、働いている人たちの話を聞きにクリニックと薬局へ見学に行く。さあ、いっしょに話を聞きに行ってみよう！

Chapter 2

眼科クリニックでは どんな人が 働いているの？

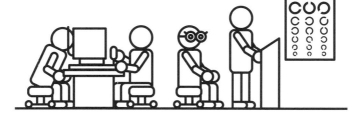

眼科クリニックの仕事を

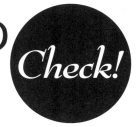

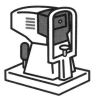
眼鏡やコンタクトレンズを使っている人なら、
ふだんからお世話になっているだろう。
眼科クリニックでは、視力検査をはじめ
いろいろな検査で目の状態を調べたあと
診察で診断をつけて治療に入る。
ここでは、どんな人が働いているのかな？

　眼科クリニックで出会う人といえば？　眼科のお医者さんは絶対にいるよね。ほかには？　目というのは小さいけれど、実はさまざまな病気があって、もちろんお医者さん一人で治療を行うわけではない。いろいろな職種の人たちがチームで治療を行っている。
　どんな職種の人がどんなことを行っているのかな？　「カモメ眼科クリニック」に見学にやってきた草野くん、田村さんといっしょに、働いている人たちに話を聞いてみよう。

見えにくい人も安心して利用できるように

　カモメ眼科クリニックにやってきた草野くんと田村さん。院内に入ると、正面に「受付」と書かれたカウンターがあって、カウンターの奥に

いた女性がすぐに優しい笑顔とともに声をかけてくれた。

受付「こんにちは。クリニック見学の草野くんと田村さんですよね？ クリニックの場所、すぐにわかりましたか？」

田村さん「はい。看板がすごくわかりやすかったです」

受付「よかった。眼科には見えにくい人がいらっしゃるので、私たちのクリニックでは、看板もなるべくわかりやすいデザインを選んだんですよ」

草野くん「そうかー。患者さんはみんな視力が下がったり、目の病気があったりするんですもんね」

受付「そうなの。だから、院内の案内表示もわかりやすい色、わかりやすい文字、わかりやすいマークにしています」

田村さん「そういえば、『受付』という表示もすごくわかりやすかったです。そう言われてみると……（ぐるりと見渡して）お手洗いの表示や、『検査室』という表示などもわかりやすいですね」

受付「眼科のクリニックでは、とても大切なポイントなんですよ。それから、**車椅子や杖をお使いの患者さんでも不便なく移動できるように、院内はすべて段差をなくして、ユニバーサルデザイン（UD）にしています**」

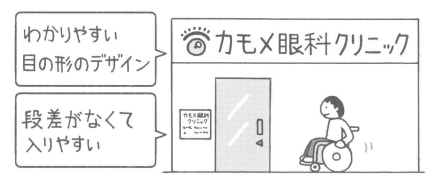

Chapter 2　眼科クリニックではどんな人が働いているの？

眼科クリニックをイラストで見てみよう

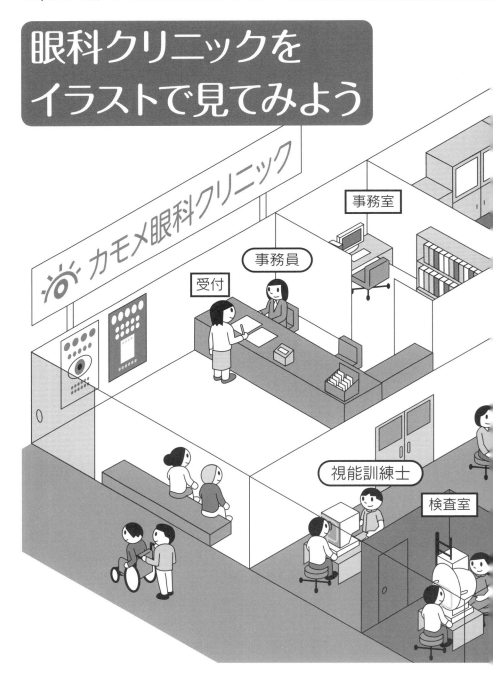

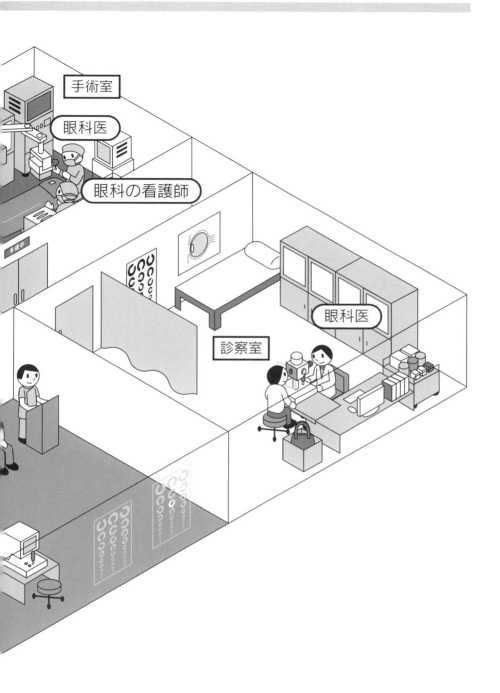

草野くん「いろいろなところに配慮してつくられた建物なんですね」
受付「ええ、先生が開業するときに、設計士さんやデザイナーさんに相談して、『見えにくい方でも安心して利用できるように』と、かなり工夫したと聞いています。では、早速、検査室にご案内しますね。視能訓練士が待っているはずですから」

いろいろな機械を使って正確な検査を

　草野くんと田村さんは、待合室の奥へと進み、いろいろな種類の機械が置いてある部屋へと案内された。

田村さん「あ、これは**視力検査のときに使うもの**だよね。アルファベットの『C』みたいな形が表示されて、『右』『左』『上』『下』って、切れ目を言うのよね」

草野くん「ほんとうだ。ほかにもいろいろな機械があるね。すべて目の検査に使うのかなあ。ええっと、検査を担当しているのは……看護師さんではないですね？」

視能訓練士「こんにちは、視能訓練士です。いろいろな検査機器があるでしょう？　草野くんの言う通り、すべて目の検査に

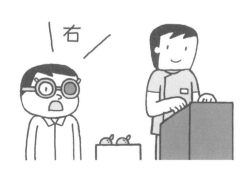
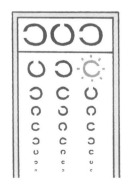

> **コラム** 眼科のリハビリテーション「ロービジョンケア」
>
> 　視力が低下したり、視野が狭くなったり、ふつうの光がとてもまぶしく感じられたり──。困った症状があれば、まずは原因を突きとめ、治療によって目の状態を正常に戻し、視力や視野の回復をめざす。
>
> 　ただ、なかには今の医学では治すことが難しい病気もある。なんらかの視覚障害が残った場合でも、なるべく支障なく生活が送れるように支援することを「ロービジョンケア」と呼ぶ。
>
> 　ルーペ（拡大鏡）や拡大読書器、遮光眼鏡などを使ってよりよく見えるように工夫したり、音声で読み上げてくれる装置など、視覚以外の感覚を活用したり、視覚に頼らない情報入手手段を紹介したり、支援の仕方はいろいろ。ロービジョンケアでは、一人ひとりに合った方法を患者さんといっしょに考えている。

使うものなんですよ。ぼくたち**視能訓練士は、医師の指示のもとに、視力や視野、屈折力、調節力、色覚、眼圧などいろいろな視能検査を行ったり、弱視や斜視の検査や訓練、視機能が低下した人のケアやサポートを行ったりする専門職**です」
田村さん「あ、だから視能"訓練"士なんですね」
視能訓練士「視能訓練士って、知っていましたか？」

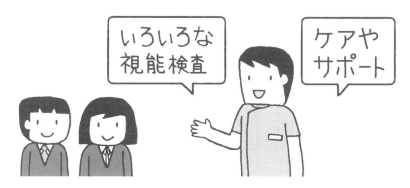

田村さん「私、知りませんでした」

視能訓練士「国家資格なんだけれど、全国に1万3000人ほどしかいないので、ほかの医療職に比べると少ないんです。もっとみんなに知ってもらいたいんだけれど。ちなみに最初は女性しかなれない資格だったんだよ。今でも女性のほうが多くて、85パーセントくらいが女性です」

田村さん「女性が活躍している職業なんですね！」

草野くん「ここに置いてある機械はどういうものなんですか？」

視能訓練士「いくつか紹介しますね。たとえばこれは、『オートレフラクトメーター』と言って、近視や遠視、乱視の度数を自動的に測定する装置です。覗き込むと映像が見えて、機械がピントを合わせながら数値を測定してくれる……というものなんだけれど、受けたことあるかな？」

田村さん「あります！　あの検査、何を測っているんだろうなって不思議に思っていました。あれで近視などの度数がわかるんですか？　知らなかった」

草野くん「あのドーム形の機械はなんですか？　不思議な形ですね！　はじめて見ました」

視能訓練士「あれは『ゴールドマン視野計』です。目の病気のなかには、視野が欠けてしまう病気があるんですね。患者さんに装置の前に座って

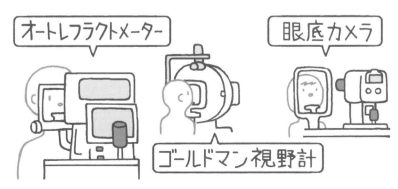

もらって、ドームにいろいろな光を投影して、見える部分と見えない部分、見えにくい部分を調べるという検査器です」
草野くん「へえ。いろいろな検査があるんだなー」
視能訓練士「そうなんです。なかにはボタンひとつ押せば機械が自動的に測定してくれるものもあるけれど、**それが正しい結果であるか確認したりと、すべての検査はやっぱり専門的な知識や技術が必要。適切な治療を行うためには正しい検査結果が欠かせない**ので、ぼくたちも日々スキルアップのためにがんばっています」

肉眼ではわからない目の病気を顕微鏡で見つける

続いて案内されたのが、「診察室」と書かれた小部屋だ。ほかの部屋に比べて、暗くなっている。
田村さん「ここは、眼科のお医者さんがいる場所ですよね」
草野くん「あっ、部屋が明るくなった！」
眼科医「こんにちは。この診察台はスライドして出す形式になっているんですが、うちのクリニックでは台を出したら電気が消えて、台をしまったら自動的に電気がつくようにしているんです。便

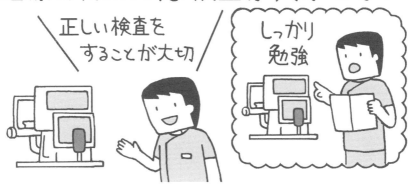

利でしょう？」

田村さん「へえ！ そんな仕組みになっていたんですね。そもそも眼科の診察室ってどうして暗くしているんですか？」

眼科医「**眼科の診察では、目に光を当てて目のようすを観察**します。そのときにほかに光があると見えにくいんです。ちなみに、診察のときに使うこの装置は『細隙灯顕微鏡』とか『スリットランプ』と呼ばれています。顕微鏡で拡大して観察することで、角膜や結膜、虹彩、水晶体などの傷や炎症など、肉眼では見えない眼球の内部をすみずみまで見ることができるんですよ。眼科の診察には欠かせない装置です」

草野くん「診察はずっとこの部屋でするんですよね。ということは、お医者さんは、一日中、ずっとここに座っているんですか？」

眼科医「うちのクリニックは、午前診療が9時半から13時、午後診療が15時から18時半なので、その間、患者さんが途切れない限りはずっと診察が続きますね」

田村さん「えーっ。休みなくずーっとですか！ すごいなー。私、学校の授業も途中で飽きちゃったりするのに……」

眼科医「もちろん疲れることもあるので、ちょっと患者さんが途切れたら、コーヒーを飲んだり、ストレッチをしたりして気分転換もしていま

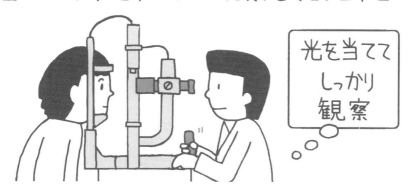

目のようすを細かく観察して診断を

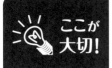
視能訓練士は不足している

カモメ眼科クリニックでは「視能訓練士」が、さまざまな視能検査を担当していたよね。しかし、視能訓練士は全国的に足りていないと言われている。

視能訓練士という国家資格が正式に誕生したのは1971年のこと。しかし80年になっても養成校は東京、大阪、新潟の3校のみで、資格者も全国で800人たらずと少なかった。現在では、視能訓練士の数は1万3000人ほどにまで増えたが、日本眼科医会が2010年に発表した資料によると、2010年時点の眼科医の数（学会の会員数）が1万4000人ほど。つまり視能訓練士は眼科医よりもまだ少ない。高齢者の数が増えて、平均寿命も延びている中、視能訓練士はさらなる充実と活躍が期待されている仕事だ。

すよ。診察は毎回が真剣勝負だから」

草野くん「あれ、あのぬいぐるみは？」

眼科医「眼科には小さいお子さんから年輩の方までいろいろな年代の患者さんが来ます。小さい子はご機嫌のいいときしか診察させてくれないので、機嫌をとるためのグッズをいくつか用意しているんです（笑）。ところで、うちのクリニックでは週に一度、手術日も設けているので、

眼科クリニックには幅広い患者さんが来る

\ いろいろな世代、いろいろな症状 /

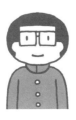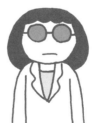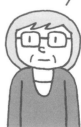

手術室もあるんです。手術室も見学しますか？」
草野くん・田村さん「はい！」

日帰りで目の手術も行っている

　眼科医に連れられて、手術室に移動した２人。手術室には、歯医者さんで治療を受けるときのようなベッドと見慣れない機械が置かれていた。
田村さん「ここで手術をするんですね。でも、眼科って手術のイメージがありませんでした。私が眼科に来たときも、兄がコンタクトレンズをつくるために眼科に来たときにも検査と診察だけだったので」
眼科医「**眼科でも手術があるんですよ**。いちばん多いのは、白内障という病気の手術です。目は、黒目の表面に『角膜』が、その奥に『水晶体』があります。私たちはものを見るとき、この水晶体の厚さを調整してピントを合わせているんです。白内障というのは、水晶体が白く濁ってしまう病気です。白内障の手術では、その白く濁った水晶体を取り除いて、代わりに人工のレンズを挿入します」
草野くん「えっ、すごい……。すごく細かい作業なんだろうなあ」
田村さん「でも、このクリニックって入院するためのベッドはないんで

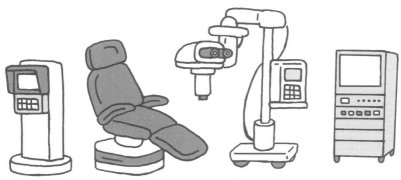

すよね？」
眼科医「ええ。白内障の手術は日帰りでも行えるんですよ」
草野くん「えっ。手術なのに日帰りなんですか？」
眼科医「リカバリールームというゆっくり休んでもらえる部屋があるので、手術が終わったらそこで少し休んでもらいますが、その日のうちに家に帰れます」
田村さん「へえ……。すごいですね」
眼科医「手術にかかわるのは医師だけではないんですよ。**手術を執刀するのは医師だけれど、手術の前の検査は視能訓練士、手術前後の説明やケア、血液検査のための採血などは看護師の仕事です**。それに、手術中も看護師が器具をそろえたり、手渡したりして、サポートしてくれます。いなければ仕事にならないというくらい、常に助けてもらっていますね。処置室のほうに看護師がいるので、ぜひ話を聞いてみてください」

生活上の不安や病気についての不安を解消

看護師「どうぞ、ここは『処置室』です。ここでは、ものもらいの切開や手術後の抜糸、詰まってしまった涙の通り道を広げ

手術には看護師のサポートが必要

る治療、それから採血や点滴、注射など、さまざまな処置を行っていますよ」

草野くん「いろいろな処置があるんですね。ちなみに注射って、まさか目にするんですか？」

看護師「はい、目にすることもありますよ」

田村さん「えーっ。想像しただけで、なんだか痛くなってきちゃう。怖いです」

看護師「あらら、安心して。ちゃんと点眼の麻酔をするので、痛みはほとんど感じないんですよ」

田村さん「そうなんですか。でもやっぱり怖いです」

看護師「そうですよね。特にはじめての処置は、『何をされるんだろう』『痛くないかな』と、患者さんはとても不安で怖いと思います。だから、**患者さんがなるべく安心して治療を受けられるようにていねいに説明したり、心配なことを聞いたりするのも、私たち看護師の大事な役割**なんです。それに、もし『視力がだんだん低下していく』『もしかしたら目が見えなくなってしまうかもしれない』と言われたら、草野くんと田村さんはどう思いますか？」

草野くん「うーん……すごく不安だと思います」

看護師は手術前には患者さんに寄り添う
＼気になることはありませんか？／

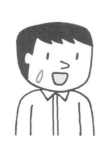
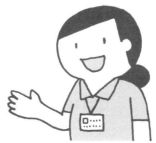

> **コラム**　「誰が何をできるか」は法律で決まっている
>
> 　医療は、チームで行われる。草野くんと田村さんが見学したカモメ眼科クリニックでも、一人の患者さんの治療に、眼科医、看護師、視能訓練士と、いろいろな専門家がかかわっていたよね。
> 　ところで、それぞれの専門家が「どんな業務をできるか」は法律で決まっている。医師ができることは「医師法」で、看護師ができることは「保健師助産師看護師法」で、視能訓練士ができることは「視能訓練士法」で……という具合だ。
> 　たとえば、診察前に目の状態を調べるためのいろいろな検査は視能訓練士が担当していたよね。ただし、同じ検査でも、Ｘ線検査のように放射線を使った検査は診療放射線技師か医師、歯科医師しか行うことができない。このようにそれぞれの専門性によってできることが定められているのだ。

田村さん「私も。本も読めなくなるのかなとか、どこかに行くのも大変なんじゃないかなとか、心配なことがたくさんでてきそう」
看護師「そうよね。すごく不安ですよね。だから、そういう患者さんの不安な心に寄り添って、**視覚になんらかの障がいがあっても、できるだけ快適な生活を送れるように支援することも、眼科ではとても大切なんですよ**」

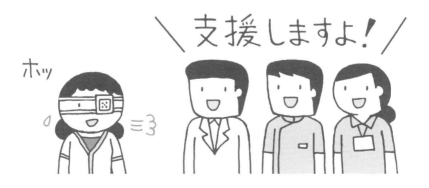

Chapter 2　眼科クリニックではどんな人が働いているの？

働いている人に Interview! ①

眼科医

検査結果と診察から
病名を突きとめ
薬、処置、手術で治療を行う。

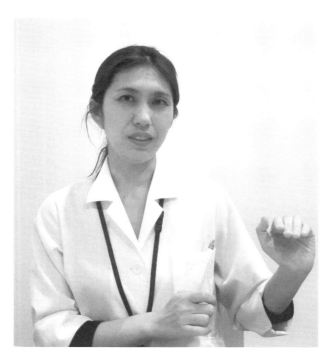

岩佐真弓さん
お茶の水・井上眼科クリニック

眼科医。子どものころから健康に関心があったこと、母親が医療事務として働いた経験があったことがきっかけで、医学部に。全国から患者が集まる眼科クリニックで、外来と手術を行う。家では一児の母。

Interview!

> ### ▶ 眼科医ってどんな仕事？
>
> 眼科医は、目に関する異常・病気に対して、原因を突きとめ、薬と処置、手術で治療を行う。診断や薬を使った治療という内科的な方法と、処置や手術という外科的な方法の両方がある。目が見えにくくなった患者さんが手術でよく見えるようになるなど、変化がわかりやすいのも仕事の醍醐味だろう。

温かい患者さんたちに育てられて、今がある

　眼科では、いろいろな検査があります。検査は主に視能訓練士（→36ページ）が担当し、ひと通りの検査が終わったあと、患者さんに診察室へ来てもらうのですが、検査結果を見ながら総合的に目の状態を診察するというのが、眼科外来における医師の役割ですね。処置が必要なときには、看護師さんが器具や薬を出すなど、サポートしてくれます。

　どんな医療でもそうですが、眼科の治療も、医師だけではなく看護師や視能訓練士、事務員など、まわりのスタッフとの連携によって成り立っています。彼ら彼女らがいなければ仕事になりません。

　また、手術も担当しています。多いのは白内障の手術。手術は顕微鏡を覗きながら行うのですが、眼球というのは、角膜と水晶体のあいだの空間に液体がたくさん入っていて、それが抜けるとしぼんでしまう。だから、手術中も、ちゃんと水が保たれている状態を維持しなければいけないんです。かなり細かい作業なので、最初のうちは時間がかかっていました。

　印象的なのは、まだ2例目くらいの手術を行ったときのこと。先輩医師に手伝ってもらって、長い時間をかけてようやく白内障の手術を終えたのですが、時間ばかりかかって、スムーズにはいかなかったことにすっかり落ち込んでいました。ところが、患者さんの病室にようすを見に行くと、「先生、待ってたよー。ほら、コーヒーあげるね」と、缶コーヒーを用意して待ってくれていたのです。私が新米の医師であることは、

その患者さんはわかっていたはず。その上で、手術を担当させてくれて、しかもねぎらってくれた。とてもうれしかったですし、その方々のためにも努力をやめてはいけないと思います。

医師というのは、6年間医学部で勉強したあと、病院で働くようになるとすぐに「先生」と呼ばれるようになりますが、最初のころは、このような温かい患者さんに育てていただきました。

内科と外科の両方の要素があるのが、眼科

私は、もともとは小児科に興味があり、最初の研修場所は小児救急をたくさん手掛けている病院を選びました。ところが、自分自身に目の病気が見つかった。でも、仕事が忙しくて、治療をさぼるようになってしまったんですね。このままではいけないと思い、仕事と治療を両立できる方法を考えているうちにひらめいたのが、「眼科医になったら治療を忘れずにすむのでは」ということでした。それで、眼科を選んだのです。

そのため、私自身が患者として工夫していることや気付いたことを、診察で患者さんに伝えることもあります。

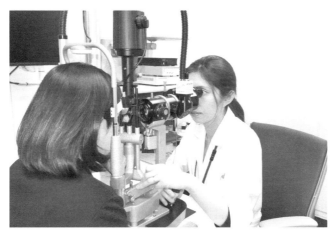

患者さんの目のようすをくわしくチェック

Interview!

たとえば、目薬をさすのを忘れやすい患者さんに、「歯ブラシといっしょに置いておいては？」「お風呂に入る前後でさすと、忘れにくいですよ」といった提案ができるのは、私自身も同じように工夫をしてきたから。こうした患者としての目線は、忘れないでいたいと思っています。

もうひとつ、眼科医は、内科的な治療と外科的な治療の両方にたずさわることにも魅力を感じました。私は手術室のパリッとした空気も好きなのですが、検査結果や患者さんの話から「これは何の病気なんだろう」と調べることも好きなので、内科系と外科系のどちらか一方を選べなかったのです。眼科では、処置や

眼科医のある1日

8時	出勤。朝の会議。
8時30分	医局で、論文を書いたり調べものをしたりといったデスクワーク。
9時	外来のスタート。つぎつぎと診察室に来る患者さんに対応。午前・午後の外来で、それぞれ40～50人の患者を診る。週に1回は、手術の担当も。
12時30分	昼食、休憩。
13時	午後の外来診療。日によっては、処置やレーザー治療を担当することも。痛みや不安が強い患者さんなどは、処置やレーザー治療の担当日などに、30分くらい時間をとってゆっくり話を聞くこともある。
17時	外来が終わったら、紹介状の作成などの事務作業をすませて、帰宅。

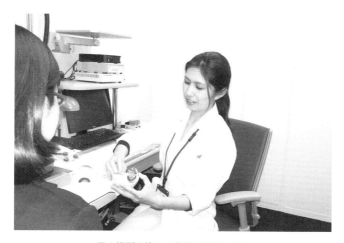

目の模型を使って病状を説明します

手術もある一方で、診断も大切です。

特に担当である「神経眼科外来」という専門外来では、目の神経や筋肉に異常が起きる病気を数多く扱っています。専門家でなければ聞いたことがないようなめずらしい病気ばかりなので、「別の眼科にかかったけれど、よくならなくて……」といった患者さんも少なくありません。だから、きちんと検査を行って適切な診断をつけることが大事なのです。

専門外来では解決の糸口を見つけてあげられるように

目がしょぼしょぼして開けていられない、光がまぶしい……など、いろいろな症状に悩む患者さんに、検査と診察によって病名を探し当てて適切な治療に導いてあげられたときには、「よかった!」と、やりがいを感じます。

目の病気には難しいものが多いですが、なかには失明しかかっていても救えることもあります。そういう病気を早期に見つけて、治療で視力が改善したときには、とてもうれしいですね。

ただ逆に、治療を行ってもどうしても改善しないこと、検査や診察で

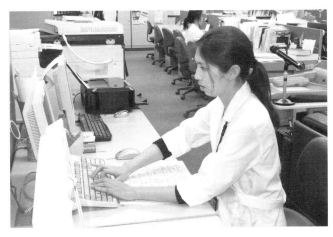

診察だけでなく論文を書いたり、調べものをすることも

Interview!

　悪いところはまったく見つからないのに痛みがなくならないこともあります。痛みは、患者さんにとっていちばんつらいもののひとつです。あの手この手で、考えられることを一つひとつ試していくのですが、それでも原因がわからないこともあります。そういう場合は、先輩の医師や、痛みを専門とする医師に相談しています。

　私は４年前に子どもを授かり、今は育児と仕事を両立中です。産休と育休で８カ月ほど休んで復帰したときには、眼科医としての感覚を忘れていて、緊張しました。眼底を診るだけでも実は技術が必要なんです。でも、一日外来で患者さんを診ていたら、感覚が戻ってきましたね。

　医学部には、国立でも私立でも、かなりの額の税金が投入されていると聞きます。一人前の医師になるまで社会のお金で育ててもらっているのだから、医師は簡単に辞めてはいけない職業だと思っています。

　私の場合、職場に恵まれ、よい保育園が見つかり、幸いなことに子どもも丈夫なので両立ができていますが、まわりの女医さんたちに話を聞くと両立が難しいこともあるようです。みなさんが大人になるころには、子育てをしながら働きやすくなるように努力することが、私たち大人の宿題だと思います。

眼科医になるには

どんな学校に行けばいいの？

　医師になるには、高校卒業後、大学の医学部か医科大学で６年間専門的な勉強をすることが必要だ。そのあと医師国家試験に合格すれば、医師免許が得られる。ただし、すぐに一人前の医師として仕事ができるわけではなく、研修医として内科や外科などさまざまな診療科をまわって経験を積んだ後、専門分野を選んで、ようやく医師としての本格的な仕事がスタートする。

どんなところで働くの？

　眼科医が活躍する場所は主に、大学、病院の眼科あるいは眼科病院、眼科クリニック、研究職の４つだ。研究職は、大学の研究室のほか、企業で研究を行っている人もいる。

Chapter 2　眼科クリニックではどんな人が働いているの？

働いている人に Interview! ②

視能訓練士

正確な検査結果を引き出して
治療(ちりょう)のサポートをするとともに、
訓練・指導を行うスペシャリスト。

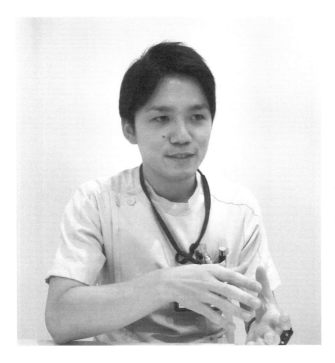

むらかみたかふみ
村上貴史さん

お茶の水・井上眼科クリニック

高校卒業後、大学の医療(い)技術学部視能(りょう)矯正(きょうせい)学科に進み、視能訓練士に。「いろいろな患者(かんじゃ)さんの治療(ちりょう)にかかわれそう」と、今の眼科クリニックに入職。視能検査、手術前検査、小児眼科外来での検査や弱視・斜視(しゃし)の訓練、補助具の選定を担当。

Interview!

視能訓練士ってどんな仕事？

眼科医の指示のもとにさまざまな目の検査を行ったり、斜視や弱視の訓練治療、眼科検診、視覚に障がいのある人への補助具の選定・指導などを行う仕事。「見える」「見えない」「見えにくい」といった感覚は人それぞれなので、正確な検査結果を引き出すためには、コミュニケーション力や観察力も必要だ。

きっかけはサッカーチームで出会った眼鏡をかけた子

　視能訓練士という職業を知ったのは、高校時代、小学生のサッカーチームのコーチをしていたときでした。チームの中に、厚いレンズの眼鏡をかけている子がいたんです。「激しいスポーツをするのに、動きづらそうだな」と気になって聞いてみたら、その子は弱視で、視力を育てるための大切な眼鏡をかけていたんですね。そのことがきっかけで、こういう子どもたちに何かできることはないかなと調べているうちに、視能訓練士という職業があることを知りました。

　視能訓練士の仕事は、視能検査、小児の斜視や弱視の訓練、視覚に障がいのある人のための補助具の選定、眼科検診——が基本です。

　まず、検査は医師の指示のもとに行います。眼科の検査には、視力、視野、眼圧、調節力、色覚、眼位、眼球運動と、たくさんあります。視力や視野、眼圧などは想像がつきやすいかもしれませんが、はじめて聞くものもありますよね？　たとえば、調節力はピントを合わせる力のこと。よく言われる老眼は、まさにピントを合わせる力が衰えることなんですよ。ほかにも、超音波を使って目の長さを測る検査もあります。

　訓練では、たとえば弱視の子どもの場合、治療用の眼鏡をかけてもらったり、片方の目だけが視力が出づらいなら一方の目を隠して弱いほうの目だけを使ってもらう、といったことを行います。視力は、言葉と同じで、刺激を受けながら育っていくものなんですね。8歳くらいまでに発達すると言われているので、早期治療が大事。家でどういう訓練を

何時間やるかということを医師といっしょに考え、指導しています。

補助具選定は、患者さんの満足を直に感じられる機会

　私の働いているクリニックには、「ロービジョン外来」というものがあります。これは、「ロービジョンケア」を専門とする外来です。

　視覚障がいがあると、日常生活やふだんの行動、仕事や学業、経済面など、いろいろな問題や不便なことが出てきます。それらに対して、できる限りの解決方法を見つけて、患者さんの生活の質を高めるお手伝いをしようというのが、ロービジョンケアです。

　なかでも視能訓練士は、眼鏡やルーペなどの補助具の選定や、パソコンや拡大読書器などのIT機器の活用方法の紹介を担当しています。たとえば、「光がまぶしくて困っている」という患者さんには、まぶしいと感じる光だけをカットしてくれる眼鏡を紹介します。

　ふだんの治療は医師が中心となって行うので、視能訓練士は、正しい治療に導くために正しい検査結果を出すなど、どちらかと言えば治療をサポートする役割が多いのですが、補助具の選定は直接的に患者さんに

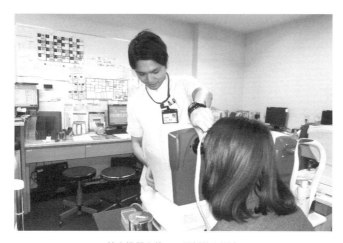

検査機器を使って屈折値を測定

Interview!

満足してもらえる機会です。患者さんの要望に応えられて、「まぶしくなくなったよ」「見えやすくなったよ、ありがとう」などと言ってもらえると、とてもはげみになりますね。

一方で、目の病気があって治療も難しい、手術もできない、眼鏡で矯正もできないという方も、なかにはいらっしゃいます。それでも「見えるようになるんじゃないか」と期待して患者さんは来院されるので、「病院でできることはない」と冷たくつき離すことをしてはいけないと思います。「視力は低下してもこう工夫をすると暮らしやすくなりますよ」とアドバイスはできるので、見え方は変わらなくてもその人なりに

視能訓練士のある1日

8時15分	出勤。予約状況の確認。
8時30分	外来で一般視機能検査。
9時30分	眼球の長さを測るための超音波検査など、白内障の手術前検査。
11時	検査結果をもとに医師と眼内レンズの度数、種類などを相談。その後、手術前の患者さんのカルテを最終チェック。
12時	昼食、休憩。
13時	小児外来での検査・訓練指導。視能訓練士を志すきっかけになったスポーツをしている子どもを担当することも多い。
16時	予約外の手術前検査。
17時	同僚と視機能検査の練習をした後、帰宅。

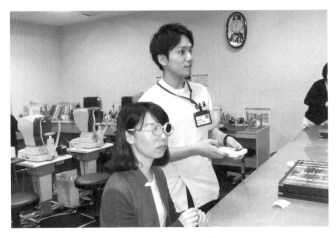

測定器のデータをもとに、視力検査をします

前向きに生活してもらえるよう、解決方法を患者さんとともに考えます。

新人もベテランも患者さんにとっては同じ

　視能訓練士の資格を取って、眼科クリニックで働くようになって4年目。大学時代の病院実習では、すべてがはじめてで戸惑ってばかりでした。でも、社会人として働き始めてからは、「患者さんには新人もベテランも関係ない。新人だからといって、検査結果に差が出てはいけない」と自分に言い聞かせ、検査に責任をもつように意識してきました。

　目の検査は、簡単そうに見えるものもあるかもしれませんが、やっぱり技術と経験が必要なんです。たとえば視力検査ひとつとっても、正確な結果を出すには、よく考えながらやらなければいけません。

　眼圧の検査は、受けたことがある人がいるかもしれませんね。台にあごをのせて目にシュッと風を当てられる、あの検査です。目をつぶってしまうとやり直しになるのですが、検査をする側のタイミングが重要で、「目を開けていてくださいねー」と言い切らないうちに測定すると、うまくいったりします。こうしたコツは、経験を重ねながら、また同期や

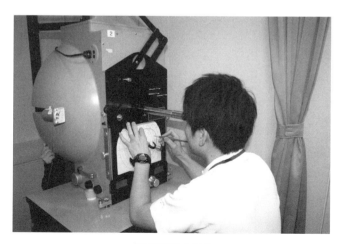

視野検査のようす

先輩に協力してもらって練習する中で覚えていきました。

　患者さんの気持ちを考え、なるべく緊張がほぐれた状態で検査に入れるようにすることも心がけています。眼科には、小さい子どもからお年寄りまで来るので、個々にあわせた対応をするように気をつけていますね。たとえば、子どもたちには、「今日は学校に行ってきた？」「何して遊んだの？」と、緊張をほぐすような会話をしながら検査をしています。子どもたちの場合は、短時間で飽きさせないようにすることも、腕の見せどころ。とは言っても、まだまだ検査の精度を高めなければいけないので、常に向上心をもって、勉強を続けなければいけませんね。患者さんの長い人生の中で、大切な目の機能をできる限り守って、日常生活をできる限り快適に過ごせるようにお手伝いできたらと思っています。

　視能訓練士という職業は、ほかの医療職に比べてまだ認知度は高くありません。でも、ふだん何気なく生活をしている中で必要な情報の9割が、目から入ってくると言われています。それほど視覚は大事な機能なんです。そんな目の治療や訓練、検査にたずさわる視能訓練士という職業は、今後さらに重要になってくると思うので、興味をもってくれる人が増えたらうれしいです。

視能訓練士になるには

どんな学校に行けばいいの？
　視能訓練士になるには、高校卒業後、指定された専門学校で3年間、または指定の大学で4年間学ぶか、大学や短大、看護師や保育士の養成機関で指定科目を履修したあと、指定の視能訓練士養成施設で1年間学ぶ必要がある。そのあと国家試験に合格すれば、視能訓練士の資格が得られる。

どんなところで働くの？
　総合病院の眼科や眼科病院、眼科クリニックで働いている人が多い。そのほか、リハビリテーションセンターで働く人、視能訓練士の学校で教育にたずさわっている人もいる。

Chapter 2 眼科クリニックではどんな人が働いているの？

働いている人に Interview! ③

眼科の看護師

採血や点滴、処置の手助けを行いながら
患者さんの不安な心に寄り添い
治療をサポートする仕事。

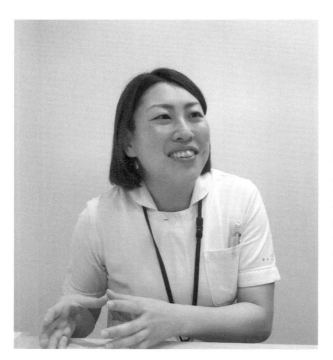

野田真有美さん
(のだまゆみ)

お茶の水・井上眼科
クリニック

―――

看護師資格を取得後、総合病院で、眼科や耳鼻科などを担当した後、「眼科の奥深さを感じ」て、眼科病院へ。そこで精神的なサポートの大切さを知り、さらに経験を積むために、今の眼科クリニックに。

Interview!

眼科の看護師ってどんな仕事？

眼科クリニックの看護師のいちばんの仕事は、採血、点滴などの処置や、医師が処置を行うときの介助。手術の介助を行うことも。また、眼科の患者さんは「目が見えなくなるかもしれない」という不安をかかえている人が多いため、精神的なサポートも大切だ。聞く力、話す力の両方が必要。

処置や診察のあいまの短時間でかかわる

　目というのは、小さな臓器ですが、実はいろいろな病気があります。私が勤めている眼科クリニックは、ありとあらゆる目の病気に対応しているので、赤ちゃんからお年寄りまでいろいろな患者さんがいらっしゃいます。そして患者さんの病気や症状に応じて、採血や注射、点滴、手術後の抜糸など、さまざまな処置があります。そうした処置を医師がスムーズに行えるように、物品や薬をそろえたりして介助を行うこと、あるいは採血や点滴などの処置を行うことが、看護師の役割です。

　具体的には、医師が処置を行う前に患者さんのところに行って、「何か心配なことはありませんか？」「聞きたいことはありませんか？」と尋ねたり、「今日はこういう処置を行いますよ」と説明したりします。特にはじめての患者さんは緊張されるので、なるべく不安を和らげてから処置に入っていただけるよう、心がけています。

　また、その日はお風呂に入れない、顔を洗えないなど、生活に制限が出る処置の場合は、「今日はこのように過ごしてくださいね」と、気をつけることについて説明します。

　病棟での看護とは違い、外来で看護師が患者さんにかかわれるのは、短い時間です。採血や点滴をしているあいだ、あるいは、医師が処置を行う前後の時間など、どうしても限られてしまいます。その短時間で、患者さんの訴えを汲み取り、さらに患者さんから話を聞いたり、アドバイスをしたり、ときには医師にかかわってもらわなければいけません。

瞬時に判断し、対応するところが、外来ならではの難しさですね。

「見えない」という不安に寄り添う

　私の家族は少し病弱な家系で、小学生のころから、家族の誰かが入院したり、救急車で運ばれたりしていました。そのたびに、看護師さんがとても優しくケアをしてくれたので、「私もこういう人になりたい」と自然に思うように。また、人と話すことが好きなので向いているかなと思い、小学3、4年生には「看護師になろう」と決めていましたね。

　念願が叶って看護師になってから眼科を選んだのは、看護学生時代の実習でお世話になった病棟がとても雰囲気がよかったから。正直なところ、そんなに深い理由があったわけではないのですが、眼科で経験を積むうちに、その奥深さに気づき、やりがいを感じるようになりました。

　眼科の患者さんは自分で体を動かせる人ばかりなので、いろいろな診療科があるなかでも、楽な科だと思われがちです。私自身も最初はそう思っていました。確かに眼科の病気は、直接命にかかわりません。でも、「目が見えなくなる」ことは生活を大きく左右しますし、何より患

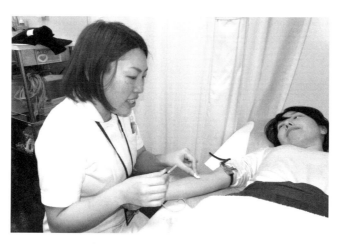

患者さんに話しかけながら処置の準備

Interview!

者さんの不安ははかりしれません。だから精神的なサポートがとても大事。そのことに気付いたのが、看護師になって3、4年目のころでした。

当時は、眼科の専門病院で働いていて、視力を失って仕事が続けられなくなったり、生活がままならなくなってしまったりという患者さんを担当する機会が多かったのです。不安を訴える患者さんも多く、「目をみるだけではダメなんだ」と、気付かされました。それに、看護師のかかわり方しだいで、患者さんの病気に対する受け止め方も変わるんですね。そういうことを経験するうちに、もっと患者さんに寄り添って、一人ひとりの生活に合わせたアドバイス

眼科の看護師のある1日

8時30分	出勤。処置室を掃除したあと、処置に必要なものをそろえる。
9時	外来スタート。この日は「硝子体注射」という目の奥にする注射の介助を担当。
10時	注射が終わり、片付けをしたら、つぎは採血の担当に。
11時	処置室でミーティング。
11時15分	昼食、休憩。
12時15分	翌日予約分の患者さんのカルテ整理など、事務作業。
13時	午後の外来診療が始まり、点滴や採血など処置の介助。
17時	外来が終わったら処置室を片付けて、帰宅。

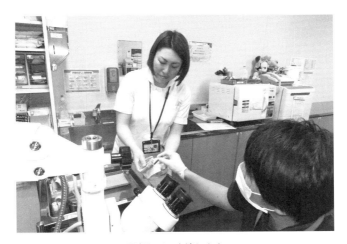

医師にメスを渡します

やかかわりができるようになりたいと思うようになりました。

会話をしている時間がいちばん長い

　目の病気のなかには、完治することが難しいものもあります。手術をしてもなかなかよくならない患者さん、だんだん進行していく病気の患者さんなどは、やっぱり不安が大きいもの。そういう患者さんには特に、その方に寄り添って、その方の気持ちになって話を聞くように心がけています。でも話を聞くことしかできないので、ほんとうに力になれているのだろうかと、もどかしく感じることもしばしばです。患者さんは「楽になったよ、ありがとう」とおっしゃってくれることもありますが、根本的な解決策をご提示できないときには、やっぱり心苦しいですね。

　ただ、こういう患者さんもいらっしゃいました。点滴の治療が必要な方だったのですが、なかなか改善されず、治療に来なくなってしまった。少し間が空いて来院されたときに「しばらく来院されなかったので、心配していましたよ」とお伝えしたら、あまり思いを口にされなかったその方が、話してくれるように。「あなたのことを心配していますよ」と

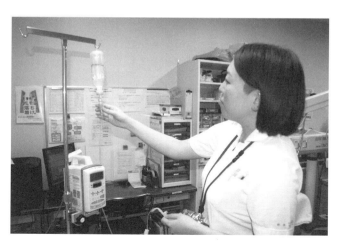

点滴のチェックも欠かせません

相手に伝えることも大切なんだ、と教えられたできごとでした。

手術が不安とか、病気が進行していくのが怖いとか、なかなかよくならないのがつらいとか、患者さんがかかえている悩みはさまざまです。何かしらの不安や心配をかかえている患者さんに声をかけて、表情が和らいだり明るくなると、よかったなと少し自信につながります。

眼科外来での看護師の仕事は、採血や点滴などの処置や、医師が行う処置の介助ですが、そのあいだも患者さんと話をするようにしています。そう考えると、処置や処置の介助をしているよりも、患者さんと会話をしている時間のほうが長いかもしれませんね。

今の目標は、もっと聞き上手になること。そして、薬も治療法も日々変わっていくので、新しい情報もちゃんとキャッチして、正しい知識をふまえて患者さんとかかわれる看護師でありたいと思っています。

看護師という仕事は、「人の役に立ちたい」「少しでも誰かの力になりたい」という気持ちのある人にとってはとてもやりがいのある仕事です。ときには「ほんとうに力になれているのかな」と悩むこともありますが、患者さんが笑顔になったり、日常生活を取り戻すお手伝いができると、ほんとうにうれしいです。

看護師になるには

どんな学校に行けばいいの？

看護師になるには、高校卒業後、看護専門学校や看護短期大学で3年間勉強するか、看護大学で4年間勉強する必要がある。そのあと看護師の国家試験に合格すれば、看護師資格が得られる。一度社会人を経験してから看護師をめざす人も増えている。

どんなところで働くの？

クリニックや病院で働く人が多いが、保育園や病児保育施設、介護施設など、医療や福祉にかかわるさまざまな現場で活躍している。訪問看護ステーションを立ち上げる人、会社などの医務室に勤める人、看護師の養成学校で教育にたずさわる人もいる。

Chapter 3

小児科クリニックでは
どんな人が
働いているの？

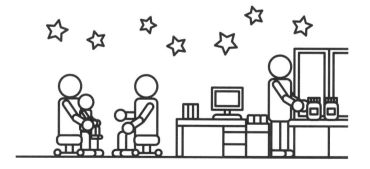

Chapter3　小児科クリニックではどんな人が働いているの？

小児科クリニックの仕事を

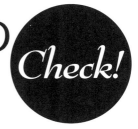

小児科だから、子どもの病気を診る
お医者さんには違いない。
でも、町の小児科クリニックの役割は
それだけではない。
子どもの健康を守り、
子育ての相談役も担っている。

受付から患者さんを見守っている

　カモメ眼科クリニックを見学した翌週、草野くんと田村さんの2人は「ヒバリ小児科クリニック」を訪れた。入り口には、かわいい鳥のイラストが描かれている。さっそく、中に入ってみると、待合室のカラフルな椅子が目に飛び込んできた。

　田村さん「かわいい！　眼科のクリニックとはだいぶ雰囲気が違うね」

　草野くん「そうだね。子どものためのクリニックだもんね。あ、お母さんに抱っこされている赤ちゃんもいる。かわいいなあ」

　受付「田村さん、草野くん、こんにちは。小児科クリニックは久しぶりですか？」

田村さん「私は、このあいだインフルエンザの予防注射を受けたときに、行きました。小児科クリニックって、カラフルでかわいいですよね。それに、絵本やおもちゃもいろいろありますね」

受付「ありがとう。クリニックって、病気のときに来る場所だし、『注射をされる』というイメージもあるから、できれば来たくない場所でしょう？　それなのに、クリニックの中が殺風景だったら、もっと緊張するし、怖いわよね？　だから、少しでも子どもたちが安心して過ごせて、『ヒバリ小児科クリニックだったら行ってもいいかな』って思ってもらえるように、飾りつけなども工夫しているんです。あっ、それと、いちばん大切なのは笑顔！　どんなに院内が明るくあたたかいデザインでも、私たちの対応が冷たかったら、子どもさんもお母さんも緊張しますよね。だから笑顔でていねいに対応することがいちばん大事ですね」

田村さん「確かに具合が悪いときには特に、笑顔で声をかけられたらほっとします」

受付「そうだ、ちょっとカウンターの中に入ってみませんか？」

　そう言われて、2人は受付カウンターの中へ移動した。受付の内側は、作業台になっていて、電話やパソコン、ノートなどが置かれている。

田村さん「ふだんはこっち側に座って、入り口から入ってくる患者さん

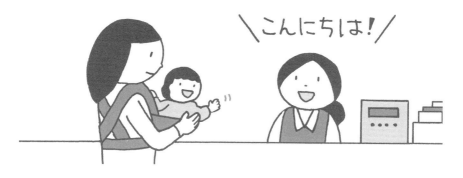

受付は笑顔で対応

こんにちは！

Chapter3　小児科クリニックではどんな人が働いているの？

小児科クリニックを イラストで見てみよう

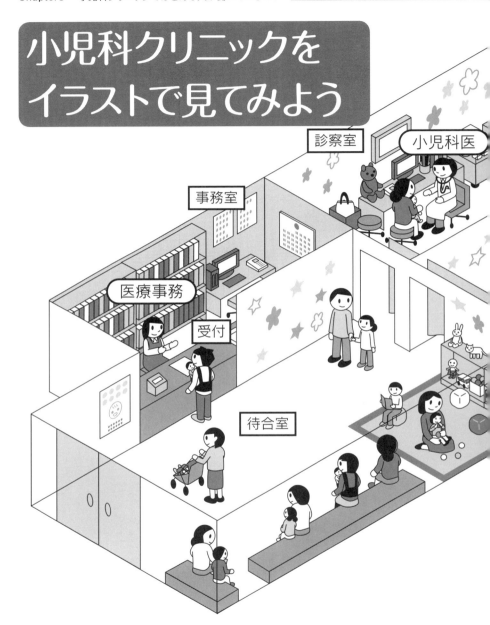

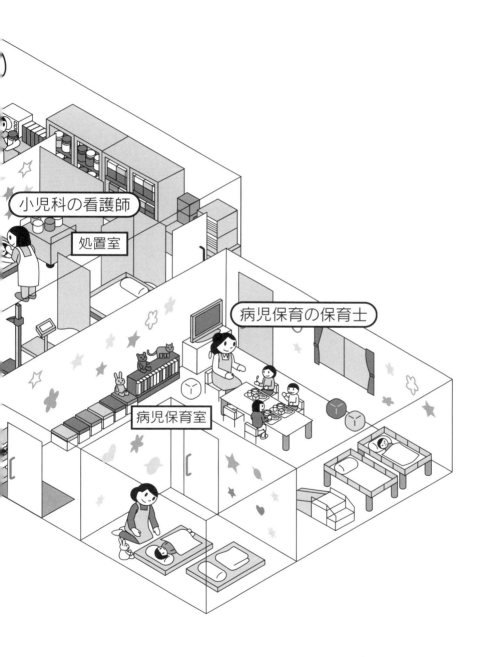

や、待合室で待っている患者さんたちのようすを見ているんですね」

受付「ええ。受付から患者さんのようすが見渡せるようになっているんです。いらした患者さんの受付・会計を行いながら、気分が悪そうな子どもさんがいたら声をかけたり、早めに先生に診てもらえるようにしたり、**常に患者さんたちのようすを気にかけています**」

草野くん「電話がかかってくることもあるんですか?」

受付「そう、電話対応も受付の仕事です。よくいらっしゃる患者さんだと、声を聞いた瞬間に『○○さんですね』って、わかるんですよ」

田村さん「すごーい。どんな内容の電話が多いんですか?」

受付「診療や予防接種の予約の電話が多いかな。子どもさんがケガをしたり熱を出したときに、『どうしたらいいですか?』と相談されることもあるわね。そのときには状況をうかがって、必ず医師に聞くようにしています。では、ここからは看護師に案内してもらいましょう」

すべての準備を整えて診察にバトンタッチ

看護師「今ちょうど患者さんがいないので、こちらへどうぞ。ここは、中待合室になっています。もうすぐ診察の順番がまわ

常に患者さんを気にかけて……

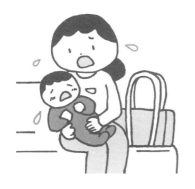

> **コラム　紙カルテと電子カルテ**
>
> 患者の診療経過を記録する「カルテ（診療録）」。カルテは5年間は保存しておかなければいけないという決まりがある。今までは受付の裏にカルテ棚があって、患者さんが来ると、ずらーっと並んだカルテから、受付スタッフがその患者さんのカルテを探し出すというのがふつうだった。でも、最近では紙のカルテではなく、電子カルテを導入するクリニックが増えている。
>
> 電子カルテのいいところは、すぐに情報を共有できるところ。たとえば、診察室で医師が入力した情報を、処置室にいる看護師がその場で確認することができる。「手書きの文字が読めない！」と悪戦苦闘することもない。
>
> 以前なら医療職は仕事の中でパソコンを使う機会はあまりなかったが、電子カルテによってクリニックでもパソコンは欠かせなくなってきた。

ってくる人たちに待っていただく場所ですね」

田村さん「私が行く小児科クリニックも、こんな感じになっています」

看護師「患者さんは、クリニックに来たらまず受付をすませてから、診察を受けるでしょう？　**そのあいだをつなぐのが、私たち看護師の役割なんです。**たとえば、受付がすんだら体温と体重を測ってもらうので、そのサポートをしたり、問診票を書いてもらったあとでくわしく話を聞

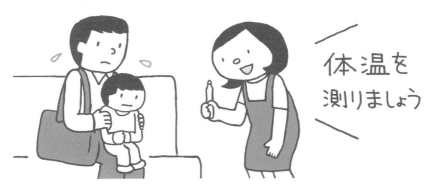

Chapter3 小児科クリニックではどんな人が働いているの？

いたり。その内容から、**『今日はどんな治療を行うのかな』と予測して、必要そうなものを準備します。**予防注射だったら、注射器とワクチンとかね。それから、上着を脱がせたり、前ボタンをはずしたり、すぐに診察が受けられるように子どもたちの準備も手伝います」

田村さん「準備万端ですね」

看護師「診察室に入ったらすぐに診察ができるように、いろいろな準備を整えておくんです。そうじゃないと、一日に50〜100人くらいが受診されるので、どんどん待ち時間が長くなってしまうの。ただでさえ具合が悪いわけだから、なるべく早く診て、早く家に帰らせてあげたいんですね。だから、診察以外のところで余計な時間をとらないように、気をつけています」

草野くん「あの、大人の病気はいろいろな診療科に分かれているけれど、小児科では子どもの病気はなんでも診るんですよね？」

看護師「そうね。ただ、**入院での治療が必要な場合は、クリニックでは対応できません。**だから、医師が『入院が必要』あるいは『もっとくわしい検査が必要』と判断したときには、病院を紹介します。そのときには、病院に電話をして、事情を説明するんですね。まずは私から病院の看護師さんなどに患者さんの状態をひと通り説明して、最後に『医師に

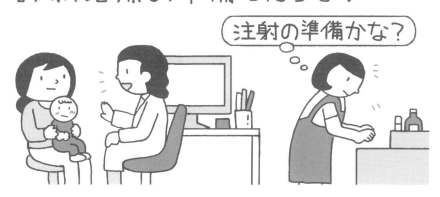

診察、治療の準備も怠らない

注射の準備かな？

代わります』と伝えて、先生に渡す。そういうときにも先生の時間を余計にとらないように気をつけています。といっても、こういう電話のつなぎ方は、すべて受付さんに教えてもらったんですけど（笑）」
田村さん「受付の人は電話対応も多いって、そういえば言っていました」
看護師「そうそう。看護師は、実は病院で働いているときには外部からの電話に出ることなんてほとんどなかったので、どう話すか、先生にどうつなぐかは、最初はわからなかったのよ。ところで、そろそろ午前の診察が終わって、先生の手があくころなので、診察室に行ってみましょうか？」

親御さんたちのよき相談相手に

小児科医「お待たせしちゃったね。ごめんなさい。午前の診療は12時受付終了で12時半までの予定なんだけれど、その時間でピタッと終わることはあまりないの。で、ここは第1診察室です。診察室は2つあります」
草野くん「お医者さんが2人いるんですか？」

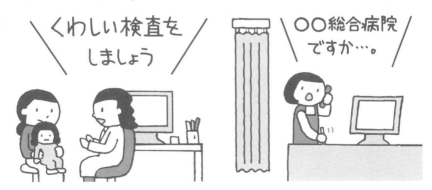

入院が必要なときは病院を紹介
くわしい検査をしましょう
○○総合病院ですか…。

小児科医「いいえ、医師は私一人で、**2つの診察室を使い分けているんです**」

草野くん「えっ？　使い分け？」

小児科医「そう。インフルエンザやみずぼうそう、おたふく風邪のように感染力の強い病気の子は、第2診察室で診察をするようにしているの。病気を治すためにクリニックに行ったのに、ほかの病気をもらって帰っちゃったら大変でしょう？　だから待合室も別なんです。入り口から入ってすぐのところに『隔離待合室』があります」

田村さん「隔離って、なんだか怖いですね」

小児科医「そうですね。でも、もうひとつの待合室のほうも、動物の柄の壁紙でかわいいんですよ。あとで見てみてください」

草野くん「あの、小児科って、ほかの科とはどういうところが違いますか？」

小児科医「そうね、**ひとつは、まるごと診るということ。内科的な病気だけではなく、皮膚やアレルギーなども診ます。**でも、骨折や縫う必要があるようなケガは、整形外科や外科を紹介しますね。あと、小さな子は症状を言葉で説明できないので、より観察力も求められます」

田村さん「大人の患者さんとは違うところですね」

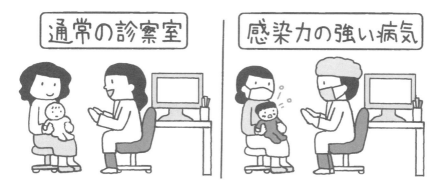

診察室を使い分けることも

通常の診察室　　感染力の強い病気

> **コラム** 子どもだけではなく、保護者とのかかわりも多い
>
> 　小児科クリニックの仕事に興味がある人のなかには、「子どもが好きだから、子どもにかかわる仕事がしたい」という人が多いんじゃないかな。
> 　小児科の患者さんは子どもなので、もちろん子どもたちとのかかわりはとても多い。ただ一方で、つき添いで来院する保護者とコミュニケーションをとることもとても重要だ。
> 　小さい子どもだと、自分の体のことや症状のことをうまく説明できないので、そうしたことは保護者から聞かなければいけない。また、診察中だけではなく、診察後の受付や待合室で、病気のことや生活上の注意点などを聞かれることも多い。医師だけではなく、看護師、受付の事務職員も、子育てに悩む親たちにとっては心強い相談相手なのだ。

小児科医「それと、小児科とはいえ、いっしょにいらした保護者の方も具合が悪いときには診ることもあるんですよ。というのは、子どもさんを連れて帰ってから、今度は自分のために別のクリニックに行くのは大変でしょう？」
田村さん「お母さんたちにとってはとってもありがたいだろうなあ」
小児科医「それから、ただ子どもの病気を診るだけではなく、子育ての

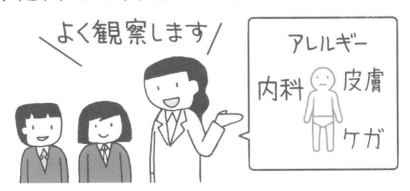

相談役でありたいとも思っています。お母さんたちって、病気のことだけではなく、食事のこととか、育児のこととか、いろいろと心配なことがあると思うんです。不安なことがあったら相談してほしい。親が不安そうにしていると子どもも不安になってしまうので、**子育てを支えるのも小児科の開業医の大事な役割ですからね。**そのほか、細かいところでは、使う道具も子ども用なんですよ。たとえば、この聴診器も、大人用よりも小さいの」

草野くん「へえ、違うんですね！ そういえば、小児科って何歳まで診てもらえるんですか？」

小児科医「『何歳まで』という明確な決まりはないの。薬は15歳以上だと大人と同じ量を飲むことが多いので、小児科も15歳前後、つまり中学校を卒業するくらいまでと言われることが多かったけれど、小児科学会は最近『成人するまで』と言っているわね。でも、子どものころからの病気をもっている人などは、それまでの経過を知っている医師が診たほうが安心なので、20歳を超えてもそのまま小児科にかかっている場合もあるんですよ」

草野くん「そうかー、『何歳まで』って決まってないんですね。でも、小さい子どもたちが多いですよね」

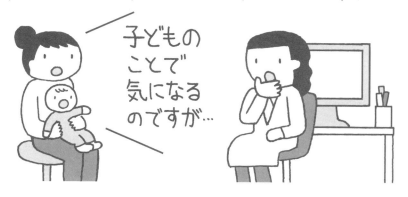

小児科医「そうね。乳幼児健診もやっているし、3歳までは予防接種も多いので、やっぱり小中学生よりも、もっと小さな子どもさんが多いわね。何より、乳幼児期はいろいろな病気にかかりやすいから。2人とも時間はまだだいじょうぶ？　これから病児保育のようすを見に行くので、いっしょに行きましょう」

クリニック併設だから安心して見守れる

　一旦、クリニックを出た2人は、クリニックのとなりにある「病児保育室ヒバリ」へ。そこは、小さな保育園のような空間だ。
小児科医「病児保育では、入院は必要ないけれど病気やケガで保育園や幼稚園、学校には通えない子どもさんをお預かりしています。保育士と看護師が働いているので、保育士を呼んできますね」
保育士「こんにちは。ちょうどお昼ご飯が終わって、これから先生の診察なので、ここからは私が紹介しますね」
田村さん「病児保育って、前にテレビドラマでありましたよね？」
保育士「『37.5℃の涙』よね？　あれは、病児保育士がご自宅に行って保育をする『訪問型』でしたよね？」

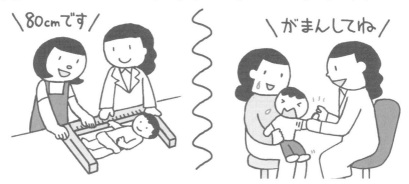

田村さん「そうです。体温が37.5℃以上だと、保育園が預かってくれないから、『37.5℃の涙』というタイトルでしたよね」

保育士「そうなんです、ほかの子どもたちにうつったらいけないので、だいたい37.5℃くらいあると、『預かれません』『お迎えに来てください』という保育園が多いですね。でも、**働いている保護者の方は、そのたびに会社を休めるとは限らないので、代わりに看護と保育をしようというのが病児保育なんです**」

草野くん「ここだったら、となりにお医者さんがいるから安心ですね」

保育士「そうなんです。ちょっとでも気になることがあったら、看護師もいるし、医師に診てもらうこともできるので、働いている私たちも安心なんですよ」

田村さん「あの、病児保育って、保育園よりも子どもたちの数に対する保育士さんの数が多そうですね」

保育士「そうですね。病気の子どもの保育なので、一人ひとりに目が届くよう、だいたい子ども3人に保育士が一人以上いなければいけないんです。私たち保育士にとっては、一人ひとりの子どもたちとじっくりかかわれるので、うれしいですね」

草野くん「そのほか病児保育をしていて、うれしいときってどんなとき

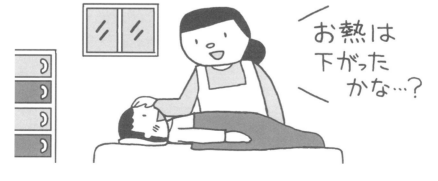

> **コラム** 病児保育にはいくつかのタイプがある
>
> 　病児保育施設には、①保育園などに併設、②クリニックや病院に併設、③単独、という3つのタイプがある。いちばん多いのが、草野くんと田村さんが見学した「クリニックや病院に併設」タイプ。クリニックや病院がすぐ近くにあるということは、医師がいるということ。しかも小児科のクリニックや病院に併設されていることが多いので、何かあったら小児科の医師が診てくれるという安心感がある。
> 　ところで、「病児保育」ともうひとつ、「病後児保育」というものもある。病児保育が病気やケガの子どもを預かってくれる施設なのに対して、病後児保育は病気やケガが回復しつつあるけれど、保育園などには行けないという子を預かってくれる施設だ。保育園などに併設タイプや単独タイプの施設は、医師が常にいるわけではないので、基本的には病後児保育を行っている。

ですか？」
保育士「子どもたちはかわいいので、いろいろな子に会えること自体がうれしいのだけれど、いちばんは**やっぱり元気になって帰っていくのを見送るときかな。**翌日に予約の名前がなくなっていたら『元気になって保育園に行けたんだな』とわかるので、『よかったねー』といつもみんなで話しています」

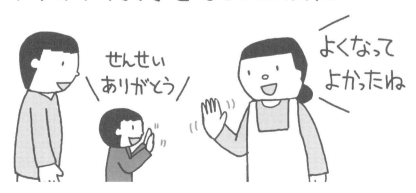

やりがいは、子どもの回復だ

Chapter3　小児科クリニックではどんな人が働いているの？

働いている人に Interview! ④

小児科医

子どもの育ちを見守り
保護者の子育ても支援しながら
子どもをトータルに診るお医者さん。

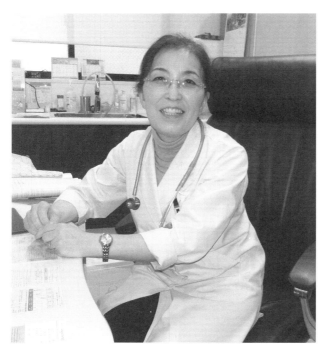

佐藤徳枝さん
（さとうとくえ）
佐藤皮膚科 小児科クリニック
（さとうひふかしょうにか）

医科大学を卒業後、大学病院の小児科に入局。3人の子どもの出産を経て、別の大学病院の皮膚科へ。1985年に生まれ育った地域に皮膚科と小児科を標榜するクリニックを開業。2004年からは子育て支援のための病児保育室開設。

Interview!

> ### ▶ 小児科医ってどんな仕事？
>
> 　子どもをトータルに診るお医者さん。子どもの病気なら幅広く診ることはもちろん、病気だけではなく、子どもの成長を支えるのも小児科医の役割。育児に不安をかかえる親たちのよき相談役でもある。子どもは症状をうまく説明できないことも多いので、まわりの人から聞き取る会話力や観察力、感性が大事。

子どもの育ちをみる、トータルに診る

　医学部をめざしたのは高校のころです。7つ年上の兄が医学部に行っていたことと、「これからは女性も仕事をもっていないといけない」と常々言っていた父の影響が大きいですね。父は、「お金は使ったら終わりだけれど、身につけたものはなくならない。生きていくうえで役に立つ」と言って、十分な教育を受けさせてくれました。

　医師になって小児科を選んだのは、学生時代に教授から「小児科に入りなさい」と言われたのがきっかけです。ただ、実家は幼稚園を経営していたので、子どもにかかわる仕事というのはもともと身近でした。また、小児科というのは、子どもの育ちをみられる、トータルに診られるのもいいなと思ったんですね。たとえば内科であれば、循環器内科や消化器内科、呼吸器内科……と細かく分かれています。その点、小児科は、子どものことなら全部診るでしょう？

　もうひとつ、将来自分が母親になるにあたっても、とても心強いだろうなとも思いましたね。というわけで小児科医になって、自分が生まれ育った地域に開業したのは1985年のこと。3人の子どもを産み育てて、いちばん下の子が3歳7カ月になったころでした。

　開業からもう30年が経つので、開業当初にお母さんに連れられて来ていた子どもが、親になって子どもを連れてきていたりします。また、結婚後に里帰り出産で実家に戻り、子どもを連れてきてくれたり。そういうつながりは、地域に根づいた町のクリニックならではですね。

Chapter3 小児科クリニックではどんな人が働いているの？

診察室に入ってくる瞬間から、勘を働かせる

　小児科クリニックでの医師の役割は、病気の診察と予防接種、乳幼児健診です。診察で大事にしているのは、「今、何をすべきか」をすみやかに決断すること。たとえば、重症で入院治療が必要な子どもも結構いるんですね。生後1、2カ月で発熱したら異常ですし、食事が摂れない、眠れないなどふだんとはようすが違うときには注意が必要です。

　全体を見て、「どこか変だな」と小児科医としての勘が働いたら、原因を探って、適切な治療を行う。もしクリニックでは対応できない場合は、すぐに病院にお送りする。この「勘を働かせる」ということが実は大事です。子どもはすべてを正しく話してくれるわけではありません。だからこそ、保護者の方から話を聞くことも必要ですし、全体を見て感じることを大事にしています。

　健診で心がけているのは、オーダーメードのアドバイス。はじめての出産で宝物のように子どもを抱っこしてくるお母さんと、3人目ですっかり子育てが板についた方では、送るべきアドバイスはまったく違ってくるでしょう？　これは診察でも同じですが、やはり病気を診る前に人

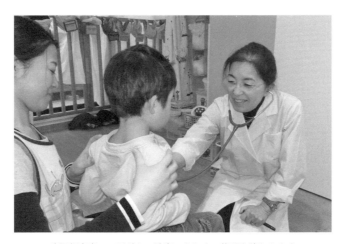

病児保育室での子どもの診察のようす。体調を確かめます

間を見るんです。診察室に入ってこられた瞬間から、表情や全体の雰囲気をパッと見る。そうすると、自ずとかける言葉も変わってきます。

お母さんがものすごく心配そうな顔をしていたら、「子どもさんも心配しちゃうよ」と言ったり、お母さんが明るい顔をされていたら「あ、元気になったんだな」とわかったり。そういう意味では、感性を鋭くしておかなければいけませんね。もちろん、その感性のベースにあるのは知識と経験ですが、相手に興味をもつということが大事。それが全体を見るということにつながるのかなと思います。

小児科医のある1日

8時30分	出勤。パソコンのメールなどをチェックしたあと、病児保育室に向かい診察。
9時40分	予防接種と健診。
10時	午前の診療の開始。
13時30分	診療が終わったら、昼食、休憩。保健所での3歳児健診や保育園へ健診に行くことも。
14時30分	予防接種と健診。
15時30分	午後の診療が始まる。医師2人体制で一日100〜150人くらいを診る。
19時30分	18時30分の受付終了までに来院した患者の診療が終わったら、帰宅。

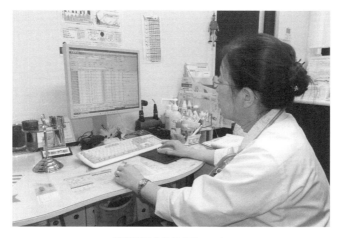

診察室でカルテのチェック

患者(かんじゃ)さんとの近さが、町のクリニックならでは

　小児科クリニックを営むうえで、究極の目標は、子育て支援(しえん)だと思っています。私自身、仕事を続けながら3人の子どもを育ててきたからこそアドバイスできることもあるでしょう。健診(けんしん)のときでも診察(しんさつ)のときでも、時間の許(ゆる)す限り、お話しするようにしています。なかには、まわりに相談できる人がいなくて一人で悩(なや)んでいて、私と話したことで「ちょっと気分が軽くなった」とおっしゃってくれる保護者の方もいます。逆に、「ダメなものはダメ」とはっきり言うので、「あの先生は厳しい」と思っている方もいるかもしれませんが。

　2004年には病児保育も始めました。これは、私自身が仕事をしながら育児をする中でいちばん困ったのが子どもの病気だったから。自分の病気は多少がまんできますが、子どもの場合はそうはいきません。今の時代、共働きの夫婦が増えていますし、祖父母に頼(たよ)ろうにも、祖父母も働いているということも。プライベートでも、ちょうど子育てが一段落してゆとりが出てきたときだったので、社会貢献(こうけん)という意味で、自分自身が「あったらいいな」と思っていた病児保育を始めました。これも子

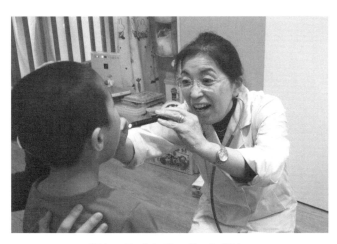

「はい、あーんしてね。じょうずだね」

Interview!

育て支援の一環ですね。定員7人に対して保育士や看護師が3人と、採算度外視で手厚くしているのは、病気のときに一人で4人も5人もみるのは大変だと思うからです。子どもたちが安心して過ごせて、保護者も安心して仕事に行ければ、それがいちばんですから。

　ところで、医師として診察や健診を行うだけではなく、経営者としてクリニックをもり立てていくことも、私の役割です。職員を雇っているということは職員の生活を支えているということ。職員に給料を払うには、多くの患者さんにまた来ていただくことが大切です。患者さんに満足して帰っていただきたいと思うので、職員には「患者さんの名前と顔を覚えることが大事。言葉がけは大切」とよく言っています。たとえば、受付でもただ事務的に手続きをするのではなく、「お熱はもう下がりましたか？」などとひと言添える。また、名前や家族構成、通っている保育園や幼稚園なども、ある程度覚えていると、「お兄ちゃんは元気になった？」とか「遠足に行けてよかったね」とか、自然と言葉が出てくるのです。こういう患者さんとの近さは、大きな病院ではなかなかできない、町のクリニックならではのよさですよね。

小児科医になるには

どんな学校に行けばいいの？

　医師になるまでの道のりは、35ページの眼科医と同じ。大学の医学部か医科大学で6年間勉強をして、医師国家試験に受かれば、医師免許が得られる。そのあと、すぐに小児科医として働けるわけではなく、最初の2年間は研修医としてひと通りの診療科を経験しなければいけない。その初期研修が終わったら、希望する診療科を選ぶことができる。

どんなところで働くの？

　小児科医の主な職場は、病院やクリニック。そのほか、地域の保育園や幼稚園、小・中・高校で健康診断を行ったり、自治体の3歳児健診などを行うこともある。

Chapter3　小児科クリニックではどんな人が働いているの？

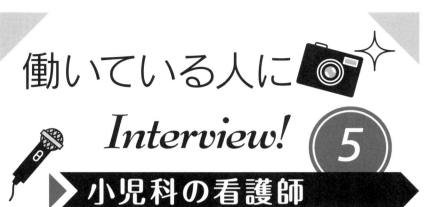

働いている人にInterview! ⑤
小児科の看護師

子どもも親も安心して
診療を受けられるように
診察前からサポートする仕事。

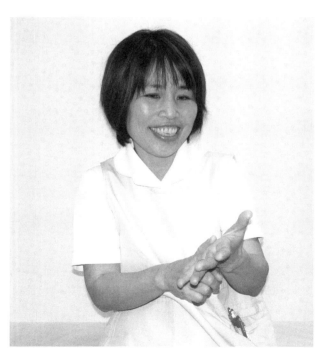

影山智子さん
（かげやまともこ）

**佐藤皮膚科小児科
クリニック**

看護師の資格を取ったあと、大学病院に。両親の病気や結婚・引っ越しで夜勤のないクリニック勤務へ。その後、出産を機に仕事から離れ、3人の子育てを経験してから復帰。現在は、「頻繁に来院していた子が来なくなると、治ったんだなと喜びを感じる」日々。

Interview!

小児科の看護師ってどんな仕事？

小児科クリニックの看護師の大きな役割は、子どもとつき添いの親や祖父母が安心して診療を受けられるようにサポートすること。診察や処置で必要なものを準備したり、保護者から話を聞いたり、ほかの兄弟の相手をしたり、注射を嫌がる子どもを押さえたり、臨機応変な対応が求められる。

親子が安心して診察室に入れるように

　子どものころ、何かあると行っていたかかりつけの医院がありました。病院って、独特な匂いがあるでしょう？　私はその匂いがすごく好きだったんです。だから「大人になったら、この匂いのある場所で働きたい」と、漠然と思っていました。

　そのときには医師や看護師など、職種はまったく意識していなくて、「看護師になろう」とはっきり決めたのは中学2年生のときです。入院した祖母のつき添いで病室にいると、看護師さんが働いているわけです。もうキラキラと輝いて見えました。「中学生？」などと話しかけてくれるので、ここぞとばかりに「おいくつですか？」「何年目ですか？」なんてインタビューをしながら、働く姿を一生懸命見ていましたね。ベテランの看護師さんはやっぱり仕事ぶりというか、祖母に対する応対が違って見えるんですよ。すべてがかっこよかったですね。

　今の小児科クリニックで働くようになったのは5年前からです。小児科なのでもちろん子どもが対象なのですが、いっしょにいらっしゃるご家族、特にお母さんとのかかわりも大事ですね。

　病気の子どもを連れてクリニックに行くことは、私も何度も経験がありますが、大変です。子どもが病気になったことだけでも心配で大変なのに、その子どもを連れて大きな荷物をかかえて必死の思いでクリニックに来られるわけです。そういうお母さんと子どもさんが安心して診察を受けられるようにするのが、私たちの役割。大変そうだったら代わり

に熱を測ってあげたり、荷物を持ってあげたり、兄弟がいたらその子どもたちの相手をしてあげたり、まわりにも気を配っています。

そういうときに大事だなと思うのが会話力ですね。子どもと話すときと大人と話すときは、やっぱり話し方が違う。「もうちょっと静かにしてましょうねー」「危ないからねー」と、多少ていねいな言葉を使いつつも、ていねいすぎると逆に伝わりません。でも意識しているわけではなく、自然に子どもと話すときの話し方になっているのかなと思います。

また、定期健診では、先生の診察の前に看護師が体重などの計測をするんですね。そのあいだは自分の子育て経験もふまえながら「うちはこうでしたよ」などと、いろいろお話しします。そのほうが、お母さんがちょっとしたことでも聞きやすくなると思うので。雑談も交えながらおたがいに話しやすい雰囲気をつくることがとても大切ですね。

注射嫌いな子にはコツがある

今の子どもたちは、生後2カ月から予防接種が始まるんです。3歳までは予防接種や健診で何かとクリニックにかかり、その後は病気になっ

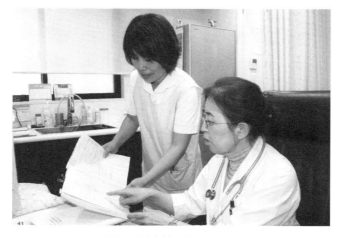

医師と予防注射の確認をします

たときだけと、だんだん減っていきます。小・中学生になるとインフルエンザの予防接種を受けるときくらいになりますが、赤ちゃんから見ていた子がすっかり大きくなった姿を見ると、じーんとしますね。最初はわんわん泣いていた子が、4、5歳になるとお利口に座っていたりするんです。「あー、あの子が！」と思って、うれしくなります。それは、小児科ならではの喜びですね。

逆に小児科の大変さは、注射を嫌がって暴れる子どもへの対応です。0歳や1、2歳だったら嫌がって泣いても「ごめんねー」と言いながら押さえることができます。でも、小学生で本気で注射を嫌がって体全体

小児科の看護師のある1日

9時	出勤。着替えて掃除と診察・健診・予防接種の準備。
9時40分	予防接種と健診が始まる。
10時	午前の診療の開始。
13時30分	午前の診療が終わったら、昼食、休憩。
14時30分	予防接種と健診。
15時30分	午後の診療が始まる。診察介助をしながら、その合間に翌日の準備や不足している物品のチェック。
18時30分	診療受付が終わる。診療が終わりしだい、片付け。
19時	着替えて帰宅。

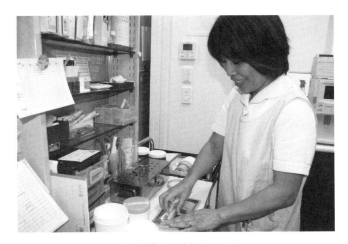

注射の準備はすばやく行います

で暴れる子どもがいると、大変。コツは、実はお母さんなんです。

　まず、予防接種を行う部屋に移動する前から「荷物持ちますね」などと声をかけてリラックスさせます。お母さんが緊張していたら子どもさんにも緊張が伝わってしまうので。部屋に入ったら、お母さんに背もたれにしっかり寄りかかって座ってもらう。そして、正面向きに抱っこをして先生の診察を受けたあと、1回子どもさんを持ち上げてくるっと回して、お母さん側を向かせてすとんと座らせるんです。で、即座に「ごめんなさいねー、注射嫌だよねー」と声をかけつつ、ササッと肩と肘を押さえて、注射の姿勢にもっていく。準備に手間取ると嫌な気持ちが盛り上がってしまうので、すばやくスムーズにやりたいと思っています。

ライフステージに合わせて働ける仕事

　クリニックの看護師というのは、先生と受付のあいだをつなぐ役でもあると思っています。患者さんが来院したら、受付がカルテや母子健康手帳、問診票、予防接種の予診票などを準備して持ってきてくれます。それをただ先生に渡すのではなく、内容を確認して、たとえば「水い

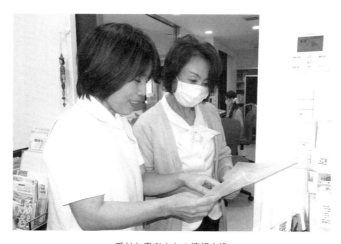

受付と患者さんの情報交換

ぼ」と書いてあったら、「水いぼを取る処置をするだろうから、テープが必要かな、ガーゼも必要かな」と心づもりをして、パッと出せるように準備しておく。このように準備をしておくと、速さがまったく違います。診察以外の余計な時間をできるだけ短縮して、なるべくスムーズに診察に進めるようにするということは、常に心がけていますね。

　私は、看護師になってまずは大学病院で働き始めて、その後、親の病気や出産・育児などにともなって、職場や働き方を変え、今に至っています。その間、子育てで仕事から離れた期間もありました。復帰したときには採血をするのも緊張のあまり手が震えそうになりましたが、年を重ねても環境が変わっても引っ越しても、いろいろな働き方で仕事を続けられるのは看護師のいいところです。

　また、プライベートでの経験が、自分の引き出しとなって、子どもさんとの接し方やご家族とのかかわり方、会話に生きてきます。看護師という仕事に興味をもっている人がいれば、ふだんから人とかかわることを大事にしてほしい。日々の中の何気ない会話、人を見る目が、看護師になってからもとても役に立つと思います。

※「看護師になるには」は47ページを参照。

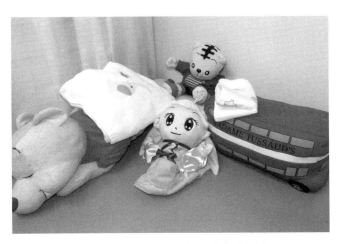

小児科クリニックにはおもちゃは欠かせません

Chapter3 　小児科クリニックではどんな人が働いているの？

働いている人に Interview! ⑥

▶ 医療事務

クリニックの顔であり、
医療費の請求業務を担う、
事務のスペシャリスト。

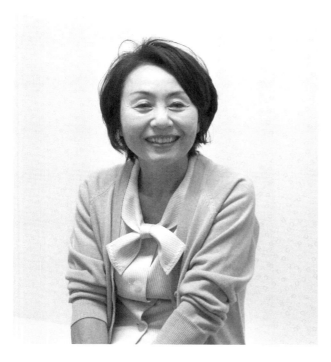

田中美紀子さん

佐藤皮膚科小児科
クリニック

子どもが大きくなって働きたいと思ったときに、医療事務の資格をもっていたので最初は病院の医療事務に。その後、今のクリニックの募集を見つけて応募。クリニックに来る子どもたちの成長が日々の楽しみ。

Interview!

> ## 医療事務ってどんな仕事？
>
> 医療事務はクリニックの顔。受付と会計という最初と最後を担当する。もうひとつ、重要な仕事が月末月初の請求業務だ。レセプト（診療報酬明細書）という書類をつくり、1カ月分の医療費を請求する。そのほか、薬や材料の注文、電話応対も。患者さんから質問されることも多いため、勉強も必要だ。

受付・会計をしながら患者さんに目配り

　患者さんがクリニックにいらっしゃって、まず対応するのが私たちです。問診票を書いていただいて、その内容をもとにカルテをつくります。当院は電子カルテなので、問診票の内容に沿ってお名前や連絡先、症状などをパソコンに入力。終わったら、診察室にいる先生に送ります。
　患者さんの診察は、基本的には予約順なのですが、予約をせずに直接来院される方も多いです。当院は小児科と皮膚科を標榜しているので、高齢の方もいらっしゃるんですね。高齢の方は特に、「自動案内の電話は苦手」とおっしゃるので、そういう方には「いらっしゃる前に直接クリニックにお電話ください」とお話ししています。
　また、患者さんのようすを見て、たとえば熱の高い子どもさんには冷却ジェルシートや保冷剤をお渡ししたり、特に具合が悪そうにしている子どもさんがいたら「なるべく早く診るようにしますね」と保護者の方に声をかけて、早めに診てもらえるように看護師にお願いすることも。そうした目配りも、受付にいる事務職の大事な役割ですね。
　そして、診察が終わったらお会計をして、「お大事に」とお見送りする。そのさい、処方箋もお渡しします。クリニックはビルの2階にあり、1階が薬局になっているのですが、本来、クリニック側が薬局を指定してはいけないんですね。ですから、ふだんは「いちばん近い薬局は1階にありますよ」という言い方に留めていますが、一般の薬局ではあまり取り扱われていないけれど1階の薬局では取り扱っているというお薬が

処方されたときには、「ほかではあまり置いていないので」と前置きしたうえでご案内するときもあります。ここまでが、患者さんが来院されてお帰りになるまでのおおまかな流れです。

毎月のレセプト業務は責任をもって

　一日の終わりには、「締め」の作業があります。診察受付が夕方6時半までなので、診察が終わるのはその1時間後くらい。インフルエンザが流行る冬場や日中が暑い夏場は、終わり間際でも混んでいるので、もう少し遅くなりますね。いずれにしてもすべての患者さんがお帰りになったら、一日の患者数といただいたお金をパソコンで集計します。これが締めの作業です。

　医療機関では患者さんが窓口で支払うのは費用の一部で、残りは健康保険から支払われます。その残りの部分は、月ごとに集計して保険者に請求することになっています。この作業を「レセプト業務（診療報酬請求業務）」と呼び、医療事務にとっていちばん肝心な仕事です。

　毎月10日までに前月分の診療報酬をとりまとめて請求するルールに

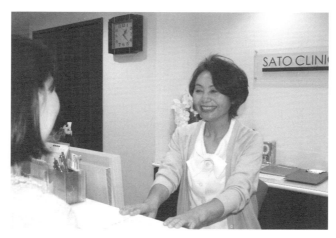

患者さんに処方箋をお渡しします

Interview!

なっています。ですから月初めは少し忙しくなるのですが、毎日の締め作業をしっかり行っていることが大事。毎日の集計をきちんとやっていればレセプト業務が楽になるのです。

　また、当院では予防接種も行っています。予防接種は各自治体で行っているので、自治体ごとにまとめて請求することが大事な業務です。今、乳児期・幼児期・学童期に推奨されている予防接種は15種類ほどあるんですね。種類によっては、「〇〇市では助成金が出て無料で受けられるけれど、△△区では出ない」など、自治体によってルールが異なっているので、正しく請求しなければいけません。当院は東京の練馬区にある

医療事務のある1日

9時20分	出勤。パソコンを立ち上げ、受付の準備。
10時	診療開始。受付、会計、患者さんの対応を役割分担しながら行う。
13時30分	午前診療の受付が13時までなので、13時30分ごろに診療が終わり、昼食、休憩へ。昼食はスタッフルームで全員そろって。その間に情報交換も。
14時30分	予防接種・健診が始まるので受付・会計。
15時30分	午後の診療開始。
18時30分	診療受付が終わる。
19時30分	一日の診療が終了。締め作業が終わったら帰宅。

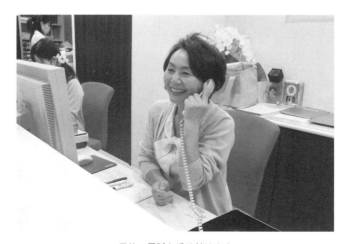

予約の電話を受け付けます

ものの、武蔵野市や西東京市にも近く、区外の患者さんも多い。しかも、ルールは年々変わります。ですから練馬区だけではなく、ほかの自治体のルールも含めて、新しい情報を把握しておかなければいけません。

予防接種に関しては、保護者の方からよく質問をいただきます。「つぎは何週間後に受ければいいんでしょう？」とか、「母子手帳を見ているんだけれど、どれを受ければいいのかわからない」とか。予防接種の種類と間隔については暗記して、すぐにお答えできるようにしています。

子どもたちの成長が楽しみ

そのほか、クリニックにかかってくる電話に対応したり、予防接種のワクチンなどの在庫を看護師とダブルチェックしたり、在庫が少なくなってきたものを発注したり……、受付・会計業務とレセプト業務以外にも実はいろいろあります。そのぶん、覚えなければいけないことも多いのですが、だからこそ、長く勤めていてもマンネリ化することもなく、適度な緊張感があっておもしろいですね。

そして、小児科のクリニックなので、子どもの成長を見られるのが何

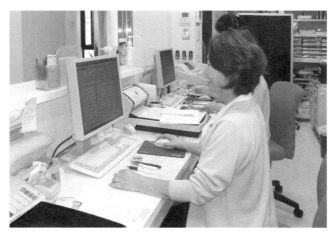

患者さんの情報を電子カルテに入力

よりうれしい。受付でお話しすることは、「今日はどんな症状ですか？」ぐらいですが、このクリニックがかかりつけの方は多いので、赤ちゃんだった子が歩けるようになって小学生になって……という成長がうかがえるんです。「もうこんなに大きくなったの？」「いつのまにか、きれいなお姉さんになって！」なんて、こっそり楽しんでいます。病気がちでよくクリニックにいらしていた子どもさんが、成長するにつれて元気にたくましくなっている姿を見るのも、とてもうれしいですね。

そうした患者さんとのかかわりが楽しみである一方、患者さんとコミュニケーションがうまくとれなかったときには反省します。たとえば、患者さんが望んでいることを受付でちゃんと把握できなくて、診察時に手間取ってしまうことがときにあるんですね。

そういうことがなるべく起こらないよう、患者さんの身になって考え、お声かけをして、一人ひとりの患者さんに合わせて対応することが大事。大学病院のような大きな病院ではなく、近所の方がいらっしゃるクリニックだからこそ、そうした細やかな対応を大切にしています。それに、子どもさんの体調が悪いと保護者の方は不安ですよね。だから、どんなに忙しいときでも笑顔でていねいに対応するように気をつけています。

医療事務になるには

どんな学校に行けばいいの？

医療事務になるために、学生時代に勉強しておかなければならない特別な科目や必要な資格はない。ただ、医療に関する法律や制度を知っておくことは不可欠で、医療事務の仕事を教える専門学校や民間の認定制度もある。また、働き始めたら、そのクリニックで行っている治療やサービスなどについて勉強しておくことも必要。

どんなところで働くの？

病院やクリニックが主な職場。クリニックでは、受付で患者さんの対応をしているか、事務室などで医療費の計算などの事務作業を行っていることが多い。

Chapter3 小児科クリニックではどんな人が働いているの？

働いている人にInterview! ⑦

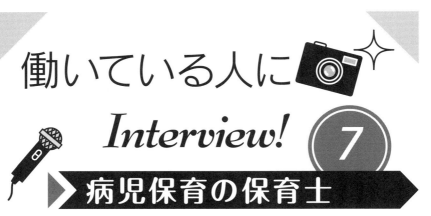

病児保育の保育士

病気の子どもを預かって、
その子どもの病状に合ったケアを行いながら
保育を提供する仕事。

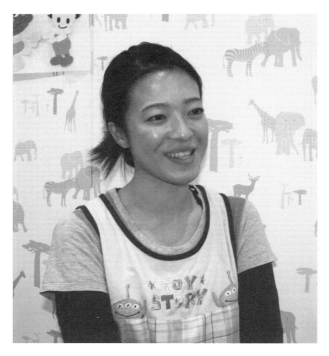

藤本三由紀さん
（ふじもと みゆき）
病児保育施設プリムラ
（びょうじ ほいくしせつ）

保育士として保育園で8年間働いたあと、今の病児保育室に。病児保育の保育士としては2年目。保育園の初日のような慌（あわ）ただしい毎日の中、新しい子どもたちとの出会いと、子どもたちの成長を見るのが楽しみ。

Interview!

> ## 病児保育の保育士ってどんな仕事？
>
> 　保護者の仕事や病気などの理由で、日中、養育が受けられない子どもたちを預かり保育を担うのが、保育士の仕事。病児保育施設では、病気やケガで保育園や幼稚園に行けない子どもたちを預かっている。そのため保育だけではなく、常に子どもたちの体調の変化に目を配りながら、適切なケアを行うことも必要。

病気で保育園に行けない子どもに保育と看護を

　病児保育とは、病気になって保育園に行けない、家庭でもみることができないという子どもさんを預かって保育と看護を提供する施設です。私が働いている病児保育室は、クリニックに併設する形で、同じ建物の1階にあります。

　朝は、基本は8時半から受け入れを開始していますが、前日にクリニックを受診し、病状の把握ができている子どもさんは8時からお預かりしています。

　受け入れのさいは、保育中に必要な持ち物と連絡票を預かります。連絡票には、体温、症状、機嫌、睡眠、尿、便、嘔吐、食事、薬……といった欄があり、項目に添って細かく保護者の方に聞きながら、子どもさんの体調を確認しています。

　受け入れ後は、まず体温を測り、熱が高い子どもさんは保冷剤などでクーリングをして、ゆっくりと過ごせるように布団などを用意します。一方で、比較的元気な子は、絵本やマンガを読んだり、おもちゃで遊んだりと好きな遊びをしています。私の病児保育室では0歳から10歳まで預かっているので、年齢によって過ごし方はいろいろで、小学生は宿題をしたり、トランプをしたりしている子どもさんもいます。

　その後、水分補給やトイレへの誘導、おむつの交換などを適宜しながら、11時くらいにはもうお昼ご飯。というのは、具合が悪くて朝ご飯を食べていない子どもさんもいるので、早めに昼食の時間にしています。

昼食後は3時近くまで休憩時間。その後、おやつを食べて、自由遊びをし、順次帰っていくという一日です。

感染予防には最大の注意を

私が働いている病児保育室は定員7人で、基本3人の保育士または看護師がおり、手厚く保育と看護にあたっています。さらに、クリニックの医師が必ず朝、病児保育室に来て子どもたちを診察してくれます。朝だけではなく日中の病状報告をし、子どもの状況に応じて受診をすることもあります。また、病状によっては、お迎えのさいに子どもさんを連れてクリニックに寄ってもらい、診察を受けてから帰っていただくことも。このように、一日を通して医師と連携をとって保育しているので、自分が親だったらとても心強いだろうなと思いますね。

保護者の方には、まず朝の受け入れのときに体調のことや気をつけなければいけないことを教えていただきます。ただ、朝はみなさん仕事前でお忙しいので、なるべく手短に終わらせるようにしています。一方、お迎えのときには比較的時間にゆとりがあるので、「今日はこうでした

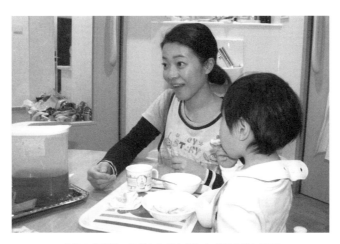

おやつの時間。子どもたちと話しながら介助します

Interview!

よ。おうちでもそうですか？」などと、会話が弾むことが多いですね。また、家庭でのようすを書いていただいた連絡票に、今度は私たちが病児保育でのようすを細かく記入して、お返ししています。

　施設によってはインフルエンザなどの感染症の子どもさんはお預かりできない病児保育室もありますが、私が働いている施設には隔離部屋があるので、インフルエンザなどの子どもさんも預かっています。ただ、「ほかの子どもにうつさないように」ということは徹底して気をつけます。消毒をこまめに行ったり、部屋から出るさいは、職員間で声をかけ合って接触することがないようにしてい

▶ 病児保育の保育士のある1日 ◀

7時45分	出勤。掃除や換気、部屋を暖めるなど、保育の環境を整える。
8時	受け入れ開始。保護者と手短に情報共有を。
8時30分	医師の診察が終わったら、熱があったり具合が悪い子どもは寝かせて、比較的元気な子どもは症状に合った遊びを。水分補給やおむつ交換、トイレ誘導なども必要に応じて。
11時	昼食提供。薬が出ている子には、薬の準備も。
12時	おむつ交換やトイレ誘導をしてからお昼寝。その間、顔色や呼吸、咳、発汗などをチェック。また、昼食、休憩も。
15時	おやつ提供。遊びの時間。
17時	お迎えが来始めるので、保護者に一日のようすを伝える。
18時30分	子どもたちが全員帰ったあと、掃除、片付け、翌日の準備をして帰宅。

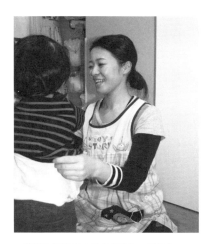

着替えの補助「すてきなシャツだね～」

ます。

毎日が保育園の初日みたい

　私は保育園に8年勤めたあと、今の職場に転職しました。今までに経験したことを活かしつつ、さらにステップアップしたいと思ったことがきっかけです。

　保育園で働いていたときには、子どもの病状の変化を確認するところまでは保育士が見守りますが、その後は看護師に任せていました。病気の子どもに長い時間たずさわるのははじめてのことだったので、どのようにケアするのがいいのか、一から学ばせてもらいました。薬にしても、「こういう症状のときにはこういう薬が出るんだな」「こうやって薬を飲ませているんだな」ということがわかり、とても勉強になります。

　そして、病児保育では、毎日が保育園の初日みたいなんです。子どもたちは毎日継続して来るわけではないので、知らない場所や職員に泣き出してしまうことも……。ましてや、具合が悪くて機嫌もあんまりよくないわけですから。

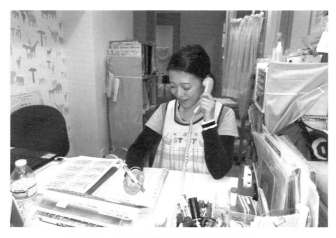

保護者から子どもの病状の電話を受けることも

Interview!

　思う存分泣いたら満足する子もいれば、歌を歌ったり、気分転換に室内散策をしたら泣き止む子、逆に部屋から出ることでもっと激しく泣いてしまう子もいます。一人ひとり違うので、抱っこしながら「この子はどういうタイプかな？」と考える時間が楽しいですね。毎日毎日いろいろな子どもに出会えて、かかわることができるので、保育士としてとても鍛えられています。

　また、毎日継続して見ているわけではないからこそ、子どもたちの成長の速さに驚かされます。数カ月会っていないあいだに、歩けるようになっていたり、話す言葉も急に増えていたり。保育園で働いているときにも子どもたちの成長を実感していましたが、病児保育室で働くようになって、あらためて「子どもってすごいな」と感じることがたくさんあります。

　今の目標は、病児保育で保育も看護ももっと学んで、「認定病児保育専門士」の資格を取ること。病児保育は奥が深いので、子どもたちとのかかわりを楽しみながら、まだまだ勉強したいと思っています。

保育士になるには

どんな学校に行けばいいの？

　保育士養成課程のある学校（専門学校、短期大学、大学などの養成校）を卒業するか、「保育士試験」に合格し、保育士の国家資格を取得する。その資格をもっている人が、現場で保育士として保育の仕事をすることができる。保育士試験の受験資格は原則として短期大学卒業程度以上だが、中学校卒業、高校卒業でも、現場で働いた経験が一定期間以上あれば、受験は可能。

どんなところで働くの？

　保育園で働く人がもっとも多いが、保育士資格の仕事の対象は18歳までの児童。児童養護施設や自立支援施設などでも活躍している。また、このページで紹介したような病児保育施設で子どもたちの保育にあたる保育士もいる。

Chapter 4

歯科クリニックでは どんな人が 働いているの？

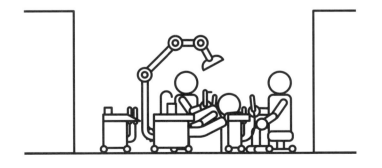

歯科クリニックの仕事を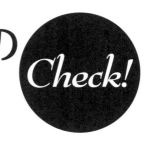

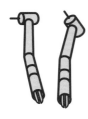
虫歯など、歯の治療でお世話になるのが、歯科クリニックだ。
「食べる」という大事な機能をもつ口の中の健康を支えてくれるのは、どんな人のどんな仕事なのだろう？

最初と最後に会うのが受付

　この日、草野くんと田村さんは「ドラゴン歯科クリニック」の前にいた。いつもよりも少し緊張しているようすの2人。どうやら、「歯医者さん＝怖い」という印象をもっているよう。クリニックに入ると、受付の職員さんが、「こんにちは」と優しい笑顔で声をかけてくれた。

事務職員「こんにちは、今日はどうされましたか……、あっ、クリニック見学ですね？」

田村さん「はい。私たちは眼科と小児科のクリニックにも見学に行ってきたんですが、どんなクリニックでもまず受付の人が優しく声をかけてくれるんですね」

事務職員「患者さんがいらしたときとお帰りのときに会うのが、私たち

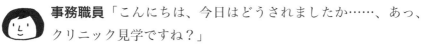

なので、入ってきたときにちょっとでも安心できて、気持ちよく帰れるように、笑顔とていねいなあいさつはいつも心がけています。それから、患者さんがいらしたら保険証を預かって問診票に記入してもらい順番が来るまで待合室で待ってもらう、診察が終わったらお会計をして明細書や処方箋をお渡しする——という流れは、歯科のクリニックも同じですね。そのほか、医療費の請求を行ったり、職員のお休みを確認したり、お給料を計算したり、足りなくなってきた薬や器具、備品を注文することも、私の担当です。いわゆる事務業務ですね」

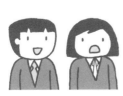
草野くん「すごい、いろいろな仕事があるんですね」
事務職員「治療にかかわる仕事以外を一手に引き受けている感じですね。クリニックを運営していくためにはとても大切な仕事なんですよ。では早速、診察室のほうにご案内しますね」

歯を削るときは足でコントロール

草野くん「あっ、患者さんはあそこに座って、治療を受けるんだよね。あの椅子に座ると、『痛いことされないかなー』って、どきどきしちゃうよね」

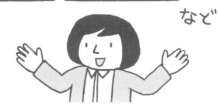

Chapter4　歯科クリニックではどんな人が働いているの？

歯科クリニックをイラストで見てみよう

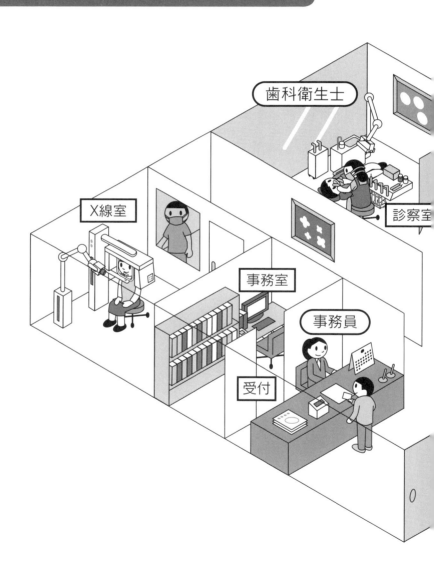

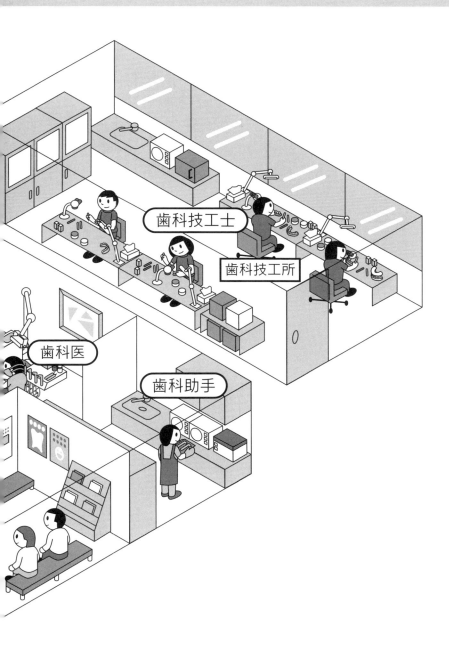

Chapter4　歯科クリニックではどんな人が働いているの？

歯科医「この治療用の椅子には、治療器具がセットされているテーブルや、患者さんが口の中をゆすいだり治療に使う給水システム、上から照らす照明など、**歯科治療に必要な道具が全部そろっているんです。その一式を、『治療ユニット』と呼んでいます**」

田村さん「そのテーブルの下に並んでいる器具は、歯を削るときに使うものですよね？　あのキィーンって音がする……。あの音、苦手です」

歯科医「大人の人でも、苦手な人のほうが多いんじゃないかな。キィーンと嫌な音を立てているのは、『エアタービン』。内部に直径1センチくらいの風車みたいな部品があって、圧縮した空気を吹きつけられることで先端のドリルを回転させて歯を削っていきます。一分間に40万回転もするんですよ。だから、あの音がしちゃうんです。そして、それだけの高速回転で歯を削るので、摩擦熱が生じます。だから、エアタービンで削るときには同時に水が出るようになっているんです」

草野くん「へえ。あの嫌な音は、エアタービンという器具ががんばって動いている音なんですね」

歯科医「エアタービンとは違って、電気モーターの力で回転させて歯を削るのが『マイクロモーター』。『電気エンジン』とも呼びますね。こっちは一分間に最高でも20万回転くらいなので、嫌な音はしません。ただ、

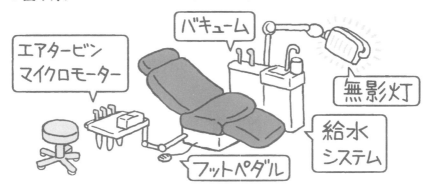

> **コラム** 口の中だけではなく、全身の健康も考える
>
> 　歯科医といえば歯を診てくれるお医者さん。それは正しいのだけれど、歯も全身の器官のひとつだ。最近では「口の中」と「全身」とのかかわりが注目されている。
> 　たとえば、虫歯や歯周病が悪化して歯が失われていったら、嚙む力が弱まって、偏食や低栄養につながりやすい。そうすると、筋肉の維持に必要なたんぱく質が十分にとれず、筋力が低下していくことも。また、口の中の細菌が、糖尿病や肺炎、動脈硬化など全身の病気に影響を及ぼしていることもわかってきた。
> 　だから、口の中を健康にすることは、全身の健康にもつながる。歯科医は、歯や口の中の専門家だけれど、全身のことも考えて健康管理を行っている。それに、歯学部６年間の授業の中では、解剖学や内科学、外科学、小児科学……と、全身のこともちゃんと学んでいる。

歯はとても硬いし、マイクロモーターのほうがほんの少し大きいので、エアタービンじゃないと削れない部分が多いんですよ」

田村さん「だから、虫歯の治療のときにはたいていキィーンって音がするんですね。ところで、どうやって操作しているんですか？」

歯科医「**フットペダルがあって、このペダルを足で踏むと、エアタービンなどが動く仕組みになっています。**回転速度も、フットペダルでコン

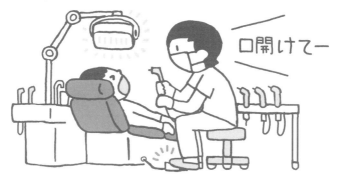

トロールしているんですよ」

田村さん「手も足も使っているんですね。歯医者さんって器用ですね」

歯科医「訓練を積むことで慣れてくるとはいえ、器用さが求められる仕事ですね。でもいちばん大事なのは、患者さんの身になって誠実に対応すること。一度削ってしまった歯は元には戻りませんから。2人は、口の中に歯が何本あるか知っていますか？」

草野くん「えぇっと……」

歯科医「親知らずも含めて32本あります。上の歯も下の歯も16本ですね。乳歯から永久歯に変わったら、もう生え変わることはないので、大切にしてくださいね」

患者さんがリラックスして治療に臨めるように

草野くん「治療は、どのように進めるんですか？」

歯科医「初診の患者さんの場合、まずは話をうかがいます。歯科治療の目的は、口の中の機能を改善することと、見た目をよくすること。でも、口の中の状態も、噛み方の癖も、見た目に対する希望も人によって違うので、まずはお口全体の状態を診させてもらって、どんな治療を希望し

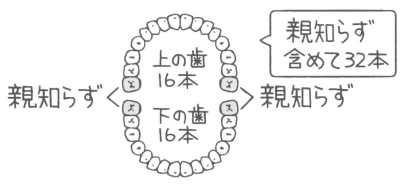

> **コラム** 歯科にも診療科がある
>
> 　町のクリニックの看板を見ると、「内科」「外科」「小児科」「眼科」といった診療科の名前が、クリニック名の横に書かれていることが多い。これを「標榜診療科」と言う。「こういう診療を行えますよ」と広告するためのものだ。
> 　では、歯科クリニックでは？　歯科のなかにもさらに専門性があり、歯科で標榜できる診療科は、「一般歯科」「矯正歯科」「小児歯科」「歯科口腔外科」の４つだ。
> 　一般歯科は、虫歯や歯周病の治療、詰め物、被せ物など、一般的な治療のこと。矯正歯科は、見た目や噛み合わせをよくするために歯並びを整える治療のこと。小児歯科は子どものための治療とケアで、歯科口腔外科は口の中の病気に対して外科的な処置をともなう治療を行うこと。どんな診療科を標榜しているかで得意分野がわかるので、歯科クリニックに行くときにはぜひチェックしてほしい。

ているのかを患者さんからうかがいます。そして、必要に応じてX線などの検査を行い、**診察と検査の結果からその患者さんに合った治療プランを考えていくんです。**患者さんに説明をして、納得されたら、実際に治療に入っていくという流れですね」

田村さん「そこで、さっきのエアータービンなどが登場するんですね」

歯科医「そうそう。ところで口の中には、細菌がたくさんいるって知っ

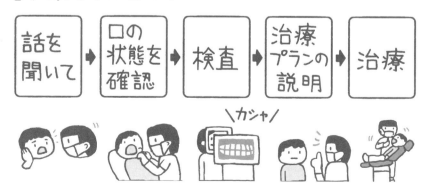

診察の流れ

話を聞いて → 口の状態を確認 → 検査 → 治療プランの説明 → 治療

Chapter4　歯科クリニックではどんな人が働いているの？

ていました？」
田村さん「そうなんですか？」
歯科医「そうなんです。だから、さっきのエアタービンや、直接口の中に入れて使う器具はすべて滅菌しています。それをやってくれているのが歯科助手なので、つぎは歯科助手に話を聞いてみてね」
　そこに、いくつかの器具をトレーに載せて、白いユニフォームを着たスタッフさんが入ってきた。
歯科医「ちょうどよかった。2人に歯科助手の仕事を説明してあげてくれる？」

歯科助手「あ、はい！」
草野くん「今持ってきた器具は、なんですか？」
歯科助手「あれは、つぎの患者さんの治療で使う器具です。**歯科クリニックはほとんどが予約診療なので、カルテを見れば、つぎの治療ではどんな処置が必要かがわかるんです。だから、基本のセットといっしょに使いそうな器具を準備しておきます**」
田村さん「治療の内容を予測するんですね」
歯科助手「治療中に介助に入るときには、歯科医師から言われた器具を手渡したり、バキュームを使って患者さんのお口の中にたまった唾液

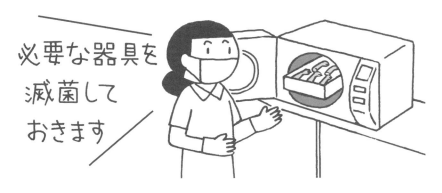

や水を吸引したりもします」
草野くん「すぐに手渡さなければいけないということは、器具の名前を全部知っておかなければいけないんですね」
歯科助手「それは必須ですね。それと、治療ユニットに座って、治療が始まるのを待っているあいだって、すごく不安ですよね？」
草野くん「はい。何をされるんだろうって、どきどきしちゃいます」
歯科助手「だから、『その後、痛みはどうですか？』『今日はこういう治療ですよね』などと話しかけたり、その日に行う治療を簡単に説明したりして、なるべく患者さんがリラックスできるように努めています」

治療だけではなく、予防も大事

田村さん「あの、お医者さんが治療を行ったあと、ほかのスタッフさんにバトンタッチして、歯石を取ってくれたり、歯ブラシの仕方を教えてくれたりすることがありますよね？　あれも歯科助手さんですか？」
歯科助手「いい質問です。それは、歯科助手ではなく、歯科衛生士なんですよ。でも患者さんには、歯科衛生士と歯科助手の区別って、わかりにくいですよね。ちょっと待っててね。歯科衛生士を呼んできます」

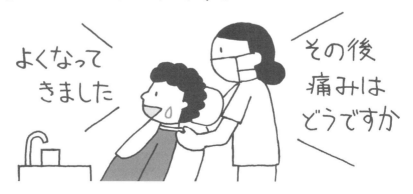

Chapter4　歯科クリニックではどんな人が働いているの？

歯科衛生士「こんにちは。ええっと、歯科助手と歯科衛生士の違いについてですね？　歯科助手の仕事と重なる部分もあるのだけれど、いちばんわかりやすくてもっとも大きな違いは、**患者さんのお口の中や歯に直接ふれることができるということ**ですね。歯科衛生士には認められているけれど、歯科助手には認められていないんです」

草野くん「歯科衛生士さんは、具体的にどんな仕事をしているんですか？」

歯科衛生士「そもそも歯科衛生士という職種は、**歯の病気の予防と口の中をきれいに保つことをサポートする専門職です**。主な業務は３つあって、ひとつは、予防のための処置。具体的には、虫歯にならないように歯に薬をぬったり、歯垢や歯石など歯に付着した汚れを除去したりします。２つ目は、診療の補助。歯科助手と同じように、治療器具を準備して医師に手渡したり、使ったものを洗って滅菌したりもしますが、歯科衛生士のほうができることが多いんです。そして３つ目が保健指導です」

田村さん「あっ、歯みがきの仕方を教えてくれたり？」

歯科衛生士「そうです。虫歯になったということは何か原因があるはず。悪くなった歯を治すだけではなく、悪くならないように予防することが

歯科衛生士と歯科助手の違いとは？

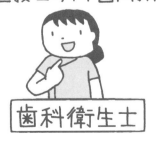
＼直接口の中や歯にふれます／
歯科衛生士

＼医師の助手です／
歯科助手

大事なんですよ。そのためには正しい歯みがきの方法を、患者さん自身に身につけていただかなければいけない。2人にもあとで教えますね」
田村さん・草野くん「はーい！」
歯科衛生士「でも、毎日歯みがきをしていても、どうしても落としきれない汚れもあるの。だから、虫歯がなくても、歯が痛くなくても、定期的にクリーニングを受けに来てくださいね。せっかくなので、歯みがき指導のついでに、クリーニングもしましょうか。でもその前に、あともう一人、話を聞いてほしい人がいるの。"ラボ"のほうに行きましょう」

一本一本手作業で歯をつくる

診察室を出た2人が案内されたのは、「歯科技工所」と書かれた部屋。そこでは、顕微鏡を覗き込んで何やら作業をしている人がいた。
草野くん「理科の実験室みたいですね！」
田村さん「いろいろなものが置いてありますね。ここでは何をしているんですか？」
歯科技工士「虫歯の治療で歯を削ったり、事故などで歯が欠けてしまったりしたときに、銀歯やセラミックなどの詰め物や被

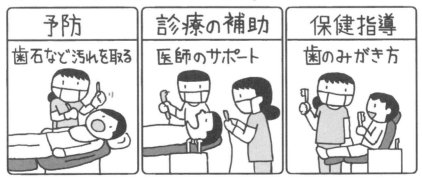

歯科衛生士の仕事
| 予防 | 診療の補助 | 保健指導 |
| 歯石など汚れを取る | 医師のサポート | 歯のみがき方 |

Chapter4　歯科クリニックではどんな人が働いているの？

せ物をするでしょう？　そうした歯科技工物をつくっています。つまり人工の歯ですね」

草野くん「だからいろいろな道具が置いてあるんですね。歯科クリニックの中に、こんな空間があるなんて知りませんでした」

歯科技工士「どこの歯科クリニックにもあるわけではないんですよ。むしろ技工所をもたない歯科クリニックのほうが多いんです。その場合、歯型をとったら、その型を外部の歯科技工所に送ってつくってもらっています。うちではクリニック内に技工所があって、私たち歯科技工士もいっしょに働いています。歯科医と直接話しながら相談ができますし、細かいチェックが必要なときには型とりに立ち会うこともできるので、連携を取りやすいというのがいちばんのメリットですね」

田村さん「一本、一本、手作業でつくっているんですね。」

歯科技工士「歯って、一人ひとり違うので、ほんとうにオーダーメードの作業なんです。だから機械化はできないんですよ」

草野くん「顕微鏡で見ながらつくるんですか？」

歯科技工士「顕微鏡はどこでも使っているわけではありません。むしろ肉眼で見ながら作業する歯科技工士のほうが多いと思います。でも、口の中に入れるものなので、ほんの少しでも違和感があるとダメ。だから、

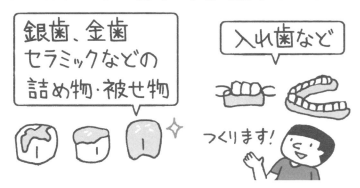

> **コラム** 家を訪問してケアを行う歯科医、歯科衛生士
>
> 　家で生活しながら、医師に訪問してもらって医療を受けているお年寄りは増えている。同じように、「歯の治療や口の中のケアが必要だけれど、クリニックには通えない」というお年寄りのために、訪問診療を行っている歯科クリニックも少しずつ増えている。
> 　クリニックで診療を行うのと、患者さんの家で診療を行うのとで大きく違うのが、診療を行う場の環境だ。設備が整った診察室とは違い、訪問診療では患者さんの生活の場に機材を持ち込んで診療を行うので、使える機材は限られている。だから準備がより大事だ。
> 　また、お年寄りは、長時間座っていること、口を開けていることが体力的に難しい。そのため全身の状態に気を配って、気遣うことも大切だ。

私はより正確に異物感なく自分の歯のように感じてもらえるものをつくるために、顕微鏡で拡大しながら少しずつ形を調整しているんです」
田村さん「職人さんですね！」
歯科技工士「そうですね。ほんとうに職人の世界で、手先の器用さも必要だし、センスも大事。毎回、自分の歯だと思ってつくっています」

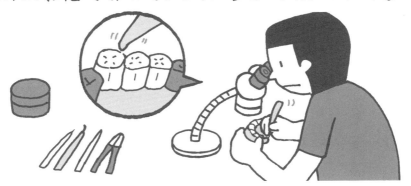

顕微鏡で拡大しながら手作業でつくる

Chapter4　歯科クリニックではどんな人が働いているの？

働いている人に Interview! ⑧

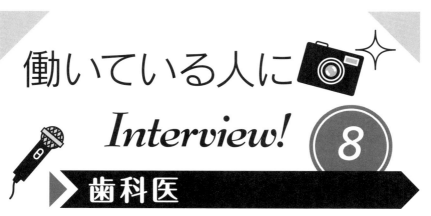

歯科医

見た目と健康を改善するために
細心の注意を払いながら
歯の治療を行うお医者さん。

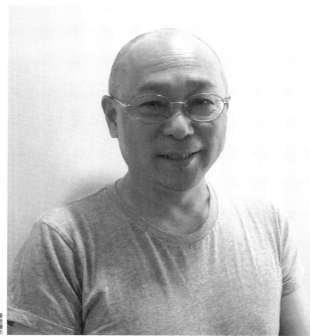

大澤正夫さん（おおさわまさお）
三ノ輪歯科（みのわしか）

高校卒業後、16年間の社会人生活で12種類の職業を経験したあと、歯学部に入り、歯科医に。1997年に歯科クリニックを開業。「歯が痛くて眠れない」という患者さんのために深夜の急患にも対応している。

Interview!

▶ 歯科医ってどんな仕事？

歯の治療を通じて、見た目をよりよくするとともに、口の中の機能を改善し、健康に導く仕事。一度削った歯は元には戻らないので、治療には細心の注意が必要だ。手先の器用さと緻密さが求められる。また、患者さんに治療内容をわかりやすく説明するなど、コミュニケーション能力も必要。

12の仕事を経て、41歳で歯科医師に

　私が歯学部に入ったのは35歳のときです。それまでに12の仕事を経験しました。高校時代に自分の将来を考えたときには、「寝る時間以外のすべての時間を費やしてもいいと思える仕事は何だろうか？」と、何度も自問自答をくり返し、救命救急医になろうと決めました。でも、困ったことに勉強が大嫌いで裕福でもなかったため、国立大学の医学部しか受けられず、失敗。そして高校卒業後、社会に出ることになりました。

　転機が訪れたのは30歳を過ぎてからです。ある女性を好きになり、共通の知り合いにあいだを取り持ってもらおうとお願いに行ったら、「彼女のお父さまは歯科大学の教授なんだから、あなたには無理」と、一蹴されてしまったのです。それで、「だったら、自分も歯科医師になってやろう」と奮起し、34歳から猛勉強を始めました。高校卒業から16年が経ち、その間、勉強からすっかり離れていた人間が国立大学の歯学部をめざすのですから、かなりの覚悟が必要です。会社も辞め、受験直前の4カ月間は一日12時間以上勉強しました。

　そういうきっかけで歯学部に入り、歯科医になったのは40歳を過ぎてから。遅いスタートでしたが、私にとって歯科医という仕事は、これまでに経験したどの仕事よりも納得のいくものでした。

　歯科治療の目的は、突き詰めれば、「見た目」と「健康」です。人間の顔は基本的には変えることはできません。でも、顔の中心にある歯は、黒ずんでいるものを白くしたり、左右非対称であるものを整えたり、よ

りきれいにすることができます。それでずいぶん印象が変わります。

また、食べることを抜きに、人間は生きていくことができません。栄養をとり込む入り口が「口」であり、口が健全に機能していなければ、つながっている消化器官の負担が大きくなり、場合によっては消化機能を損なうことも。悪化した口腔内の状況を回復させ、健全な状態にする手助けをするのが、歯科医の責務です。つまり、見た目もよくして、長期にわたってちゃんと機能するようにするのが、歯科治療の目的です。

深夜には、「治療を避けてきた」患者さんも

歯科医には、「器用さ」と「緻密さ」が必要です。扱うものが、「歯」と歯を支えている「歯槽骨」などの硬い組織なので、間違えると修正が難しいことが多いのです。それでも、毎回100パーセントの結果が出せるわけではなく、「これは完璧！」と思えるときもあれば、失敗することもあります。ただ、たとえ失敗をしても、「やり直しのできる失敗」にとどめることが大切。そのため、治療では細心の注意を払っています。

私の歯科クリニックでは、毎朝7時から診療を開始し、午後診療を休

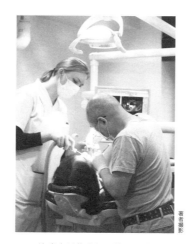

治療中は集中して臨みます

みとしている水・日曜、祝日以外は20時まで診療を受けつけています。さらに夜間も、「歯が急に痛くなった」「痛くて眠れない」といった患者さんに対応。たくさんの患者さんを診ていると、なかには「今まで何を食べて生きてきたの？」「どこで噛んでいたの？」と聞きたくなるほど、口の中の状況が悪化している人に遭遇することも。そのほとんどは治療を中断してしまった患者さんです。そして多くの場合、深夜の急患としていらっしゃいます。

昼間来院する患者さんは、少なくとも治療をする意思がありますが、深夜の患者さんは「治療するつもりはなかったけれど、痛みに耐えかね

歯科医師のある1日

6時45分	出勤。
7時	診療開始。基本は予約制だが、「急に歯が痛くなった」など飛び込みの患者さんの診療が入ることもある。
13時	昼食、休憩。近くにある自宅に戻って仮眠をとることも。
15時	午後の診療。合間に歯科材料・製薬メーカーの営業担当者と打ち合わせ。
19時30分	連携している歯科技工所の歯科技工士が歯型と指示書を取りに来てくれる。技工物について指示を出す。
20時	診療終了後、カルテの整理などを行って帰宅。

※夜間・深夜に急患が入ることもある。

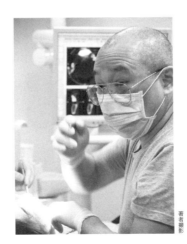

著者撮影

歯科助手に器具の指示を出すことも

て」電話してくるのです。昼間と違い、深夜は私も時間があり、じっくりお話ができるので、治療を継続するよう説得することもしばしばです。

あるときには、深夜１時に、５歳のお子さんを連れたお母さんが来られました。口の中を診ると、すぐに治療が必要な状況でしたが、生活が厳しく治療費の支払いが難しいとのこと。それで、「あるとき払いでいいから」という条件で治療をしました。

家出して12年になるという患者さんが来たこともありましたね。問診票に実家の連絡先を書いていたので、親御さんに連絡したら、とても感謝されました。そのほか、小学・中学生時代の恩師の治療をしたことも。先生たちに「ありがとう」と言われたときには、「歯科医になってよかったな」としみじみと思いました。

自分が患者だったら受けたいと思う治療を

私は、人生には３つのステージがある、と考えています。第一が「生まれてきた理由を知る旅」で、つぎが「見つかった理由を楽しむ旅」、そして最後が「人生の中で獲得したものを社会に還元する旅」です。

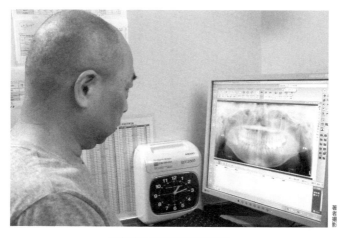

X線写真で虫歯の状態を確認

Interview!

　私は、歯科医という天職に出合い、おかげさまで充実した日々を送ってきました。そろそろ第三のステージにさしかかるタイミングです。歯科医になった当初は、60歳を過ぎたら歯科医療が不足している国に行って歯科治療を行おうと思っていました。しかし、日々患者さんと向き合っていく中で、「先生と出会わなかったら、歯の治療なんてしなかった」「深夜の電話に出てくれなかったら、痛みから解放されることはなかった」といった、ありがたい言葉をもらうたびに、この国でやらなければいけないことがまだまだあることを思い知らされます。

　歯科医として私が常に意識しているのは、「自分が、目の前にいる患者さんだったら」ということです。この治療で、自分は納得できるだろうか——。毎回、そうやって自分が行った治療を客観的に評価することが、歯科医としての成長につながると考えています。

　野球選手が一本でも多くヒットを打ちたい、いいプレーをして観客の喝采をもらいたい、一人でも多くのファンを喜ばせたいと思うのと同じように、私も、一人でも多くの患者さんから支持される歯科医になりたい。それが、私自身の喜びであり、「獲得したものを社会に還元すること」でもあると思っています。

歯科医になるには

どんな学校に行けばいいの？

　歯科医になるには、高校卒業後、大学の歯学部や歯科大学で6年間専門的な勉強をすることが必要だ。そのあと歯科医師国家試験に合格すれば、歯科医師免許が得られる。ただし、すぐに一人前の歯科医になれるわけではなく、資格を取ったあと、病院やクリニックで1年以上研修を受けなければいけない。

どんなところで働くの？

　病院の歯科や歯科クリニックで働く人がほとんど。そのほか、事件や事故の遺体の身元確認を行う「警察歯科医」、学校で歯科健診や保健指導を行う「学校歯科医」、有害なガスなどが発生する場所で仕事を行う人の健康診断を担当する「産業歯科医」といった活躍の場もある。

Chapter4　歯科クリニックではどんな人が働いているの？

働いている人に Interview! ⑨

▶歯科助手

患者さんと歯科医の両方と
コミュニケーションをとりながら
治療がスムーズに進むよう、場を整える。

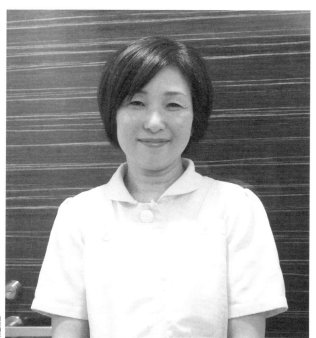

著者撮影

白石少織さん
（しらいし さおり）

三ノ輪歯科

患者として歯科クリニックに行ったことがきっかけで、経験も知識もないまま歯科助手に。ゼロから鍛えられ、今では治療中の器具出しから事務業務全般までをこなす、歯科クリニックになくてはならない存在に。

Interview!

▶ 歯科助手ってどんな仕事？ ◀

受付・会計から治療器具の準備、治療中の器具出し、使用後の器具の滅菌まで、歯科治療がスムーズに進められるように歯科医をサポートし、場を整える仕事。患者さんと歯科医のあいだをつなぐのも、歯科助手の大事な役割だ。臨機応変な対応とコミュニケーション能力が求められる。

患者から、歯科助手に

あるとき、急に歯が痛くなって、土曜日でも開いていた今の歯科クリニックに来たのが、歯科助手として働くようになったきっかけなんです。それまで勤めていた歯科助手さんがケガをして来られなくなってしまい、受付スタッフの女性が助手の仕事もやっているような状況で、手伝ってくれる人を探していたそうで。「経験も学歴も関係ないから、働けないか」と、院長から声をかけられて、家族も「いいんじゃない」と言ってくれました。私自身、歯科クリニックでの仕事には興味があったんです。また、ちょうど子どもが小学校に上がったころで、「そろそろ仕事をしたいな」と思っていたのでタイミングもよく、ほんとうにご縁ですね。

最初は見よう見まねでした。予約の患者さんのカルテを準備する、患者さんが座る椅子（治療ユニット）をきれいにする、治療器具の基本セットを用意する、使った治療器具を洗浄・消毒・滅菌してつぎに使えるように準備する。働き出した当初は、裏方的な仕事から始めました。

1カ月ほど経ったころ、先生から「そろそろバキュームもお願い」と。歯科治療では、歯を削るときに必ず水を出しながら行います。それで、口の中に溜まった水や唾液、削った粉末をバキュームで吸引するのです。でも、最初はコツが摑めず、先生の眼鏡に水を飛ばしてばかり。眼鏡がびしょびしょに濡れて、先生が黙って眼鏡を流しで洗って拭いて、また濡れて……というのをくり返していましたね。そのうちに「先生の顔に水を飛ばさないようにするにはどうしたらいいか」と工夫するようにな

り、だんだん上達していきました。すべてやりながら覚えていきました。

スムーズに治療できるよう、先回りして整える

最初のころは、先生からダメ出しや怒られたりすることもありました。たとえば、虫歯の治療で削った歯に人工の歯を被せる場合、歯型をとります。そのさい、専用の粉末に水を混ぜて練って、「印象材」という歯型をとるための材料をつくるのが、歯科助手の仕事です。最初は、何度やり直しをさせられたことか。患者さんにはほんとうにご迷惑をかけました。悔しくて涙を流して帰ることもありましたね。でも、今思えば、できるまでやり直しをさせてもらえるなんて、ありがたいことですよね。

経験も知識もなく飛び込んだ仕事でしたが、患者さんを前にして「できない」「わからない」は通用しないので、「どうやったらスムーズに仕事が進行できるか」を、考えるようになりました。たとえば、事前につぎの患者さんの治療内容を確認して、「自分がやるんだったら、ああいう形の器具があったら便利なんじゃないか」と思ったものを先回りして準備してみる。そうすると、先生が「どうしてわかったの？ すごい

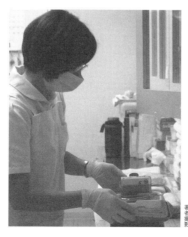

使用する器具をそろえます

Interview!

な」とほめてくれるんですね。

　また、院内の掃除をしていると、つぎつぎにはじめて見る器具や材料が出てくるので、そのつど、先輩に「これは何に使うんですか？」と聞いて、一つひとつ覚えていくようにしていました。そうしたら、年に1回しか出番がないようなものでも、先生から言われたときに即座に手渡すことができるようになった。「すごいね、知ってたんだ」とほめられると、「やったー」とうれしくて。だから、「知らないことばかりで大変」というより、自分の知識や技術が少しずつ少しずつ増えていくのがおもしろかったですね。働き始めたころは、家に帰って布団の中に入っ

歯科助手のある1日

9時	出勤。事務室のパソコンで、患者さんの見積書の作成やスタッフのシフト作成などの事務作業。
10時	診療補助に入る。バックヤードで使用した治療器具の洗浄・滅菌。
11時	支払い関係で、銀行へ。
12時30分	院内の掃除。
13時	昼食、休憩。
15時	午前中の事務作業の続きを。また、院内の備品をチェックし、不足している材料を卸業者に注文。
18時	帰宅するほかの歯科助手に代わって、診療の補助に入る。
20時	診療が終了しだい、片付け、会計を締めて帰宅。

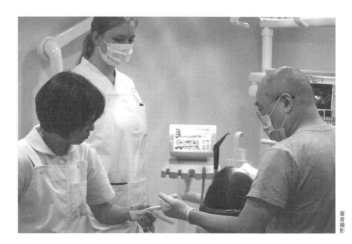

歯科医師に器具を手渡す

ても、頭の中ではいろいろな器具の名前が飛び交っていました(笑)。

「いかにむだをなくすか」も大事な仕事

患者(かんじゃ)さんとのやりとりも、とても楽しいですね。もともとは患者(かんじゃ)として歯科クリニックに通っている立場でしたから、「診察(しんさつ)室に入ってユニットに座ると、どれだけ不安か」はわかります。だから、「患者(かんじゃ)さんが不安そうかな」と気付いたら、「今、こういうことをしたんですよ」「これから、こういうことをしますよ」と、声をかけるようにしました。

また、「先生には話しかけづらい」とか、「一生懸命(いっしょうけんめい)やってくれているから」とか、言いたいこと、聞きたいことがあっても遠慮(えんりょ)してしまう患者(かんじゃ)さんって多いんですね。そういうときにお話を聞いて先生に伝えるというつなぐ役割も、私たち歯科助手の大事な役割だと思っています。

ただ、最近は事務業務を一手に引き受けているので、診療(しんりょう)の補助に入る機会は減りました。今は、スタッフのシフトを作成する、会計士や社会保険労務士、弁護士に相談しながら職員の給与(きゅうよ)や材料費、家賃などの支払いを行う、毎月の診療報酬(しんりょうほうしゅう)の請求(せいきゅう)手続きを行う、東京(とうきょう)都や保健所

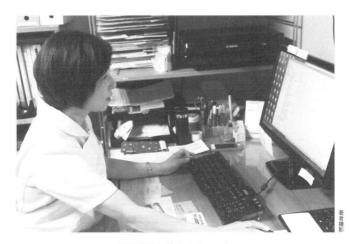

事務業務に集中することも

に提出する書類を作成する、材料や薬剤を注文する──といったいわゆる事務業務を事務室で行っています。

「いかに経費を少なくするか」を考えなければいけない立場なので、むだが生じないように、目を光らせるようにもなりました。歯科クリニックで使っている薬は、高価なものも多いんです。なかには、一滴数百円もする液体も。そうしたものをむだ遣いしないよう、気をつけています。

事務業務が主になってから、患者さんと顔を合わせる機会は減ってしまいましたが、ときおり、以前から通ってくださっている患者さんとお会いすると、「あっ！ 白石さん、辞めちゃったのかと思った」「今日は白石さんに会えてラッキー」なんて言われることも。うれしいですね。

「どんな仕事なんだろうな」と興味はありつつも、まさか一生たずさわることはないと思っていた仕事にめぐり合い、気付けば、この歯科クリニックで働き始めてはや10年以上が経ちました。「やりたい」気持ちがあればチャンスは必ずめぐってくるのでしょう。それに、最初はまったくの素人でも、歯科クリニックでの仕事にあこがれていたからこそ、大変さよりも、「明日はもっとうまくなりたい」というわくわく感が勝りました。そういう仕事に出合えたことをとても幸せに思っています。

歯科助手になるには

どんな学校に行けばいいの？

　歯科助手になるために、取得しなければいけない資格や、学生時代に勉強しておかなければいけない特別な科目はない。ただ、歯科治療で使う器具や治療の流れなど、覚えなければいけないことは多く、それらを学ぶための専門学校、民間資格はある。また、助手の仕事だけではなく、保健指導や予防処置なども行いたいと思ったら、「歯科衛生士」という国家資格が必要だ（→149ページ）。

どんなところで働くの？

　歯科クリニックで働く。受付・会計を担当することもあれば、診察室に入って診療の補助をしたり、裏で器具の準備をしたり、事務業務を行ったり、院内の状況を見ながら柔軟に働くことが求められる。

Chapter4 歯科クリニックではどんな人が働いているの?

働いている人にInterview! ⑩
歯科技工士

毎日の食事を支えて、
長くつき合える
歯をつくる仕事。

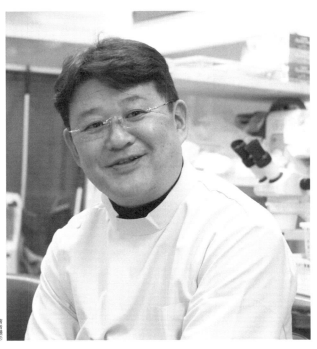

著者撮影

本橋義明さん
もとはしよしあき
本橋歯科技研
もとはししかぎけん

もともとプラモデルをつくるのが得意で手先が器用だったこと、親戚に歯科関係者がいたことがきっかけで、歯科技工士に。歯科クリニック内の技工所や大規模な技工所、個人経営の技工所など10カ所くらいで修業を積んだあと、独立。

Interview!

歯科技工士ってどんな仕事？

被せ物(銀歯やセラミック冠など)や入れ歯、義歯、矯正装置などの「歯科技工物」を、歯科医の指示のもと、つくる仕事。ひとつのものをつくり続ける集中力、手先の器用さのほか、患者さんの口の中に入れたときにどう見え、どう機能するかを考える想像力やセンスも必要。

歯ができるまでにはたくさんのステップがある

　歯科技工士は、歯科医の指示に基づいて、虫歯などで欠けたり失ったりした歯に詰める物や被せる物、入れ歯、矯正装置などをつくる専門家です。歯科技工士がつくるものを「歯科技工物」と言います。

　歯科クリニックで歯科医や歯科衛生士が歯型をとったあと、その型に石膏を流し込んだものをつくってくれます。その歯型と指示書をもとに、私たちは歯科技工物をつくっていくのです。指示書には、患者さんの名前や使う素材、歯の場所、色といった概要が書かれています。

　ところで、私は、歯科クリニック内で働いているわけではありません。

　院内に歯科技工士が働く製作所を備える歯科クリニックもありますが、多くの場合、歯科技工物の製作は、外部の歯科技工所に依頼しています。私も、複数の歯科医院から依頼を受けて、歯科技工物をつくっています。

　できあがりまでの手順は、ちょっと複雑です。まず、夕方、歯科クリニックに歯型と指示書を取りに行くところから始まります。郵送で受け取っている歯科技工所もありますが、チームを組んでやっているのですから、直接顔を合わせて話を聞くことを大切にしています。このときの言葉が、つくっていく過程でいいヒントになることもあるのです。

　歯科技工所に戻ったら、石膏の歯型を、必要な歯を取り外しできるように加工します。つぎに、「ワックスアップ」と言って、ワックス(熱で溶かしたロウのような素材)を模型に盛りつけ、できあがりの原形をつくります。ワックスの歯ができたら、筒状の金属に入れて、上から埋

没材を流し込んで固め、燃焼します。すると、ワックス部分だけが溶けて空洞ができるので、そこに金属を流し込みます。金属が固まったら、まわりの石膏を取り除いて金属を取り出します。この金属の歯をみがいて、噛み合わせやとなりの歯とのスペースを調整したら、完成です。

一人ひとり違う"オンリーワン"のものづくり

　歯科技工物をつくるにあたって基本的なルールはありますが、口の中の状態や歯の状態、噛み方の癖は患者さん一人ひとり違うので、毎回、オンリーワンの作業です。たとえば、一本の差し歯（被せ物）をつくる場合、まわりの歯に色を合わせなければいけませんし、歯の大きさも考えなければいけません。ほかの歯がきれいに並んでいれば比較的つくりやすいのですが、歯並びが悪かったり、すき間が空いていたりすると、どのようにつくるか複数の選択肢が考えられます。すき間をうめるとその歯だけ大きくなってしまうので、一本、歯を足すことも考えられますし、となりの歯と少し離すという方法もあります。絶対的な正解はなく、あくまでも患者さんの歯なので、最終的には患者さんの好みしだいです。

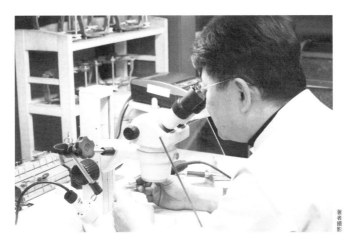

著者撮影

より正確につくるには、顕微鏡を見ながら作業します

ただ、歯科技工士である私は、直接患者さんから希望を聞いているわけではありません。ですから、歯科医に必ず相談するようにしています。

また、見た目という点では、「笑ったときにどう見えるか」というスマイルラインもヒントになりますね。それで歯の長さなどを調整します。たとえば、口を開けたときにほとんど見えない歯であれば、一本の歯をつくるよりも、あたかも歯があるように見せたほうがきれいに仕上がる場合もあります。そういったテクニックは、教科書には載っていない、経験とセンスの世界です。

そして見た目以上に大事なのが、嚙み合わせ。どんなにかっこうよく

歯科技工士のある1日

7時	出勤。集中しやすい午前中は、ひたすら作業を。「ワックスアップ」までを午前中に終わらせることが多い。
13時	昼食、休憩。
14時	作業を再開。埋没、焼却、鋳造、調整といった流れで歯をつくっていく。作業中、気になることがあれば、歯科医に電話をして相談を。
18時	歯科クリニックに、石膏の歯型と指示書を取りに行く。
19時	技工所に戻って、受け取った歯型を作業しやすいように加工する。きれいに歯型をとれていない場合は、歯科医院に電話をしてもう一度とってもらうことも。
20時	帰宅。

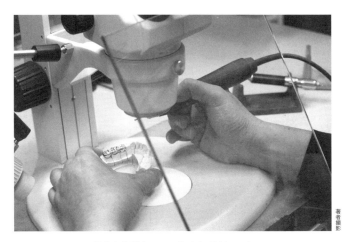

精密な作業なので、集中力が大切です

つくっても、口の中に入れたときに違和感があれば、削られるわけです。口の中というのは、髪の毛一本入っただけでもすぐにわかるほど、繊細です。口の中に入れたときにささいな違和感もないように、もともとあった歯のように感じられるものをつくることが大事。そうするとクリニックでの調整が短時間ですむので、依頼してくれた歯科医に喜ばれますし、何より、患者さんに喜ばれます。残念ながら患者さんから直接感想を聞く機会はほとんどありませんが、歯科医から「ぴったりだったよ」「患者さんも喜んでいたよ」と言われると、とてもうれしいですね。

亡くなるときまで口の中にあるもの

私は、歯科技工士の資格を取って働き始めて、10年目で独立しました。それまでは、歯科クリニック内の技工所や、歯科技工士が20人ほどいるような大規模な技工所、個人経営の小さな技工所など、いろいろなところで修業を積みました。そして今でも、歯科関係の本を読んだり、講習会に行ったり、そこで出会った歯科技工士の技工所を見学させてもらったり、常に自分の腕をみがくための勉強を続けています。

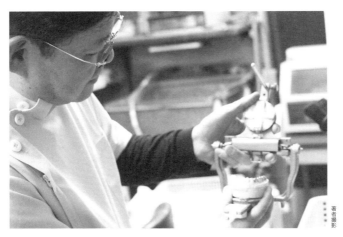

つくった技工物を装置にはめて噛み合わせなどを確認

Interview!

　ものづくりには、失敗がつきものです。失敗しないように気をつけていても、ときに思ってもみない失敗が起こります。ただ、失敗があるからこそ、発見もある。いまだに年に数回は、そういう発見がありますね。

　そして、ものづくりではあるけれど、歯科技工士がつくっているのは「歯」という口の中に入れるものです。医療なので、困っている患者さんがいたらなんとかしてあげたい、急な依頼でも対応したいとも思っています。たとえば、「歯が痛い」といって歯科クリニックに駆け込んできた患者さんがいたとして、歯科医から「ごめん、急だけれど明日までにつくってくれない？」と言われたら、対応してあげたい。そういうところは、もしかしたら下町育ちだからかもしれませんね。

　生活の中で、食べることはとても大事な要素ですよね。それを支えている歯をつくっているので、責任も大きい一方、やりがいのある仕事です。しかも、つくった歯が、亡くなる最期の瞬間まで患者さんの口の中に入っているということを考えると、手は抜けません。一本の歯をつくるにも、「ここまでつくり上げたら完成」という明確な答えはなく、「どこまで手をかけるか」は、自分しだい。そういう意味では、ものづくりが好きな人、そして負けず嫌いの人が向いているのかもしれませんね。

歯科技工士になるには

どんな学校に行けばいいの？

　歯科技工士になるには、高校卒業後、歯科技工士を養成する専門学校か短期大学、大学で2〜4年専門的な勉強をする必要がある。そのあと歯科技工士の国家試験に合格すれば歯科技工士の資格が得られる。歯科技工士の国家試験では、筆記試験のほか実技試験もある。

どんなところで働くの？

　歯科技工室のある歯科クリニックか歯科技工所で歯科技工の仕事に就く人がほとんど。歯科技工所は、個人経営の小規模のところが多いが、なかには100名以上の大規模なところも。経験を積んだ後、独立する人も多い。また、歯科技工士の養成学校で教育にかかわったり、歯科材料メーカーなどに就職する人もいる。

Chapter 5

薬局では
どんな人が
働いているの?

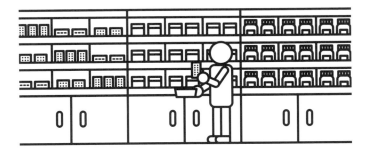

Chapter5　薬局ではどんな人が働いているの？

薬局の仕事を Check!

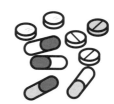

クリニックで診察を受けたあと、
お会計をして処方箋をもらったら
つぎに行くのが、薬局。
薬が患者さんのもとに
正しく安全に届くまでには
どんな人たちがかかわっているのかな？

「薬局」といえば、薬を出してくれる場所。カウンターで処方箋を出したら、薬剤師さんが薬を用意してくれる。あたりまえのように感じているかもしれないが、正しく安全に薬が用意されるまでには何人かの人がかかわっているんだ。そして、薬局の仕事はそれだけではない。薬局に薬を取りに来ることができない人のために、薬を届けてもくれる。

　この日、草野くんと田村さんが見学に来たのは、「シロクマ薬局」だ。

スピードも正確性も大事

　草野くん「こんにちは！」
　事務員「こんにちは。薬局の見学ですね。私は受付を担当しています」

田村さん「受付ということは、処方箋を預かって……」

事務員「それと保険証と、あればお薬手帳もいっしょにお預かりします。お薬手帳というのは、いつ、どこで、どんな薬を処方してもらったのかを記録するための手帳のことね。それから、はじめていらした方の場合、アンケートに答えてもらっています。内容は、お名前と連絡先、ふだん飲んでいる薬、薬や食べ物に対するアレルギー、副作用歴、ジェネリック医薬品（後発医薬品）への希望などです。連絡先は書きたくないという方もいるので、無理にはお願いしないのですが、もしも何かあったときにすぐに対応できるようにという意味合いがあるんです」

田村さん「じゃあ、大事なことなんですね」

事務員「アンケートに答えていただいているあいだに、薬の準備を始めます。まず事務のほうで、処方箋の内容を『レセコン（レセプトコンピュータ）』に正確に入力していきます。病医院名、医師の名前、診療科、薬の名前、服用のタイミング・量、処方日数……ですね。そのあいだに、薬剤師も処方箋の内容を見て、少しずつ薬をそろえ始めます」

草野くん「スピードが大切なんですね」

事務員「スピード"も"のほうが正解かな。やっぱり正確であること、安全であることがいちばんですから。たとえば、薬の種類によって、

まずは処方箋と保険証、お薬手帳を預かって

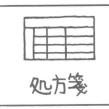

Chapter5　薬局ではどんな人が働いているの？

薬局をイラストで見てみよう

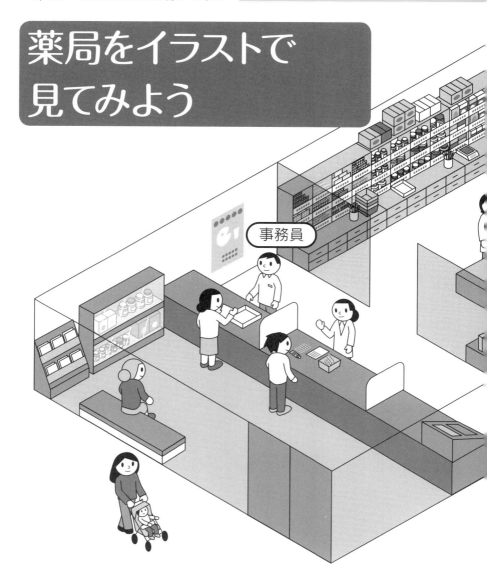

事務員

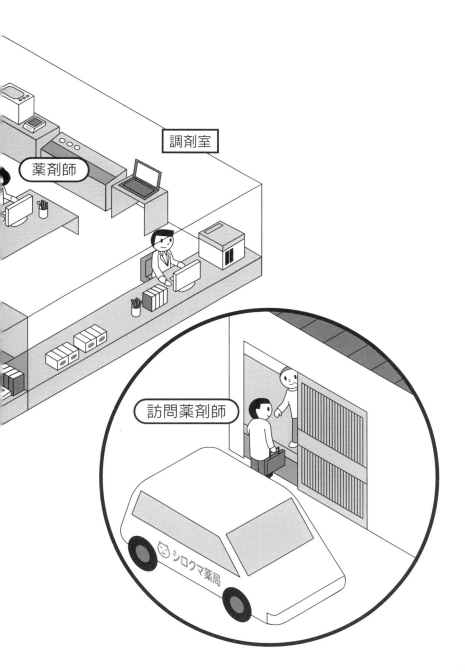

『〇日分までしか処方できない』と上限が決まっているものがあるんです。その日数を超えて処方されていたら、薬剤師に伝えて、処方元の医師に問い合わせるなど、処方箋を見るときには内容も確認しています。処方箋の内容を間違えずに入力するということは大前提で、さらに、処方箋の不備にも気をつけています」

何度もチェックしてミスを防ぐ

薬剤師「私たちも、『処方監査』といって、薬をそろえる前に必ず処方箋のチェックを行います。用法・用量や飲み合わせに問題はないか、アレルギーや副作用歴などからその患者さんに合わない薬ではないかといったことを確認して、気になることがあったら処方医に電話で確認を取ります。これを『疑義照会』と呼んでいます」

田村さん「処方箋通りに薬をそろえればいい、というわけではないんですね」

薬剤師「そうなんです。その処方箋の内容が間違っていることもありますから、**薬の専門家として必ずチェックしています。**患者さんに安全に薬を服用してもらうために、とっても大事な仕事なんですよ。その処方

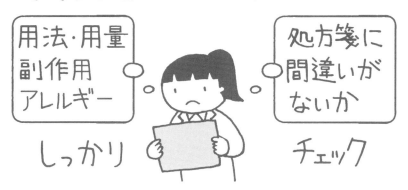

> **コラム** 薬剤師が一日に取り扱う処方箋の枚数は？
>
> 　薬局には処方箋を持った患者さんがつぎつぎにやってくる。薬剤師は一日にどのくらいの処方箋を受け取って対応しているのだろうか？　患者さんの多い薬局では、たくさんの処方箋をつぎつぎとさばいているのでは……と思うかもしれないが、実は、薬局の薬剤師が一日に処理できる処方箋枚数は決まっている。
> 　前年度に取り扱った処方箋枚数を基準（※）として、処方箋40枚に1人以上の薬剤師を確保していることが、薬局を運営するうえでのルールになっているのだ。つまり、働いている薬剤師が取り扱う処方箋が平均で40枚以内になるようにというルール。枚数を制限することで、忙しくなりすぎてミスが出ることを防ごうというのが狙いだ。
>
> 　　　　　　　　　　※眼科、耳鼻咽喉科、歯科の処方箋は、複雑な処方箋が少ないため、処方箋1枚を「2/3枚」と数えることになっている。

監査の結果、問題がなければ、どんどん薬をそろえていきます。錠剤は棚から取って数を数えて、粉薬は電子天秤で量ってから1回分ごとに分けて包みます。軟膏は2種類以上を混ぜることもあって、専用のヘラで均一になるまで混ぜます」

草野さん「薬の形によって、やることが変わるんですね」

田村さん「薬が全部そろったら、待っている患者さんに渡すんですよ

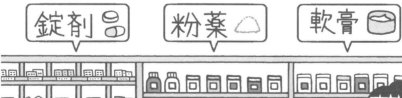

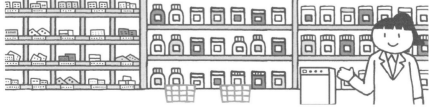

ね?」

薬剤師「いいえ、まだなんです。その前に**大事な『最終監査』というステップがあります。薬がほんとうに合っているかを、もう一度確認する**んです。これは、処方監査と調剤を行った薬剤師とは別の薬剤師が行うようにしています。そのほうが間違いに気付きやすいので」

田村さん「最終監査でOKだったら患者さんに渡すんですよね?」

薬剤師「そうですね。でも、ただ手渡すだけではないんですよ。『この薬は〜』と、**それぞれの薬の効能や飲み方、服用上の注意点などを説明しながら、お渡ししています**。これは、間違いを防ぐために患者さん自身にも薬の内容を確認していただくという意味合いもあります」

草野くん「ほんとうに何重にもチェックの機会を設けているんですね」

薬剤師「ええ、『人はミスをする』ということを前提に、ミスをしても気付けるような仕組みにしているんです。それから、薬をお渡しするときには、こちらから一方的に説明をするのではなく、『何か気になる点はありませんか』と、わからないことや心配なこともうかがいます」

田村さん「どんな質問が多いですか?」

薬剤師「そうですね……、多いのは飲み合わせや副作用かな。たとえば、ある薬を飲んだときに発疹やかゆみが出た、とか。そういうときには

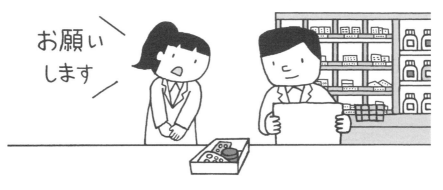

『医師には伝えましたか?』と聞いて、もし伝えていないようだったら、その場で医師に電話をして、確認を取ります」

草野くん「気になることがあったら、薬剤師さんに聞いてみたほうがいいんですね」

薬剤師「病院もクリニックも混んでいると、医師に聞きたいことを聞けないときもありますよね。薬に関することはぜひ薬剤師に聞いてください!」

訪問薬剤師の仕事とは?

薬剤師「ここまでは薬局内での仕事を紹介したのですが、シロクマ薬局では訪問も行っているんです。これからちょうど在宅の患者さんを訪問するので、草野くんと田村さんもいっしょに行きますか?」

草野くん・田村さん「はい!」

クリニックの裏側には駐車場があり、しろくまのイラストと「シロクマ薬局」の文字がかかれた1台の車がとまっていた。車に乗って10分ほど走り、一軒のお家へ。ピンポーンとチャイムを鳴らして、家にあがる薬剤師。**草野くんと田村さんの2人は、薬剤師の在宅訪問のようすを**

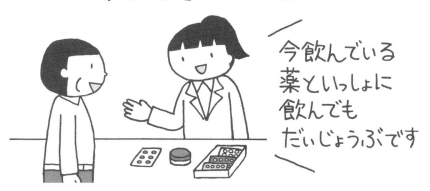

見学させてもらった。

薬剤師「こんにちは、シロクマ薬局です！」

患者さん「シロクマ薬局さん、こんにちは」

薬剤師「調子はどうですか？」

患者さん「そうねえ、相変わらずね」

薬剤師「最近少し寒くなりましたから、風邪をひかないよう気をつけてくださいね。ちょっと血圧を測らせてもらいますね。……うん、だいじょうぶですね。いつもと変わりません。お薬はどうですか？　今日も前回と同じお薬が出ていますけど、何か気になることはありませんか？」

患者さん「うーん、お薬がちょっと飲み込みにくくなっちゃって……」

薬剤師「錠剤やカプセルは飲み込みにくいですよね。ほかのタイプの薬に変えられないか、先生に相談してみますね。あるいは、水で飲むとむせやすいので、水にとろみをつけたり、ゼリーといっしょに飲むと飲みやすくなりますよ。『服薬補助ゼリー』という薬を飲み込むのを助けてくれるゼリーもあるんです。でもまずは先生と相談しますね」

患者さん「ありがとう。よろしくね」

薬剤師「じゃあ、また再来週の水曜日に来ます。その前にお薬の飲み込みのこと、先生と話ができたら、ご連絡しますね」

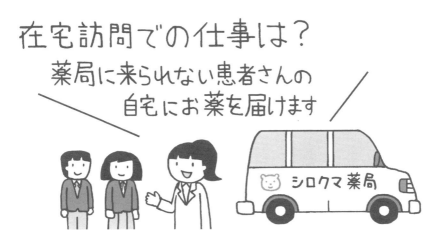

> **コラム**　「かかりつけ」機能に期待
>
> 「かかりつけ医」という言葉は耳にしたことがあると思う。日頃から健康管理を行ってくれている身近なお医者さんのこと。具合が悪くなったときにまず相談に行くのが、このかかりつけ医だ。
>
> 　最近では「かかりつけ薬剤師」「かかりつけ歯科医」にも期待が寄せられている。かかりつけ薬剤師に求められる役割は、患者さんが「どんな医療機関にかかっているのか」「どんな薬を服用しているのか」をすべて把握すること、かかりつけ医に処方提案を行うこと、患者さんからの相談に24時間対応することなど。一方、かかりつけ歯科医に期待されている役割は、定期的に口の中のケアを行い、予防に努めるということだ。クリニックにしても薬局にしても、患者さんにとって身近な存在として健康管理を行うことが期待されている。

生活と命を支える薬を扱う仕事

　患者さんの家をあとにした3人は、車に戻り、再び薬局へ。車中で、草野くんと田村さんは薬剤師に話を聞いた。
田村さん「見学させてもらって、ありがとうございました」
草野くん「薬を届けに行くだけなのかなと思っていたんですが、そうじ

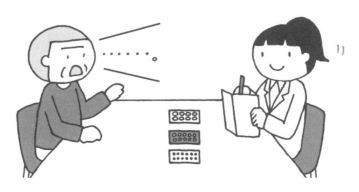

Chapter5 薬局ではどんな人が働いているの？

ゃないんですね」

薬剤師「薬局のカウンターでお薬を渡すときにもアレルギーや副作用を確認するのだけれど、ご自宅を訪問すると『どんなふうに生活しているのか』もわかるし、家族から話を聞けることもあります。それに、自宅のほうが患者さんがリラックスしているので、話も聞きやすかったりしますね。体調の変化や、薬の副作用などをチェックして、処方された薬が合っているかどうかを必ず確認しています。それで、**気になることがあったら医師に相談する。チーム医療ですね。**あとで"飲み込み"のこと、先生に相談しなきゃ」

草野くん「薬のことなど、いろいろ質問されそうだから、ちゃんと勉強しておかなきゃダメですね」

薬剤師さん「そうなんです。最初に一人で患者さんの家を訪問したときにはとっても緊張しました。**薬はどんどん新しいものが出てくるので、常にアンテナを張って勉強しておかなければダメ。あとは、わからなかったらすぐに調べる。**あいまいなまま答えるとよくないので、わからないことがあったらそのつど調べて、お答えするようにしています」

田村さん「在宅医療を受けている人って、増えているんですよね？」

薬剤師「そうなんです。だから薬剤師も、薬局の中だけではなく、薬局

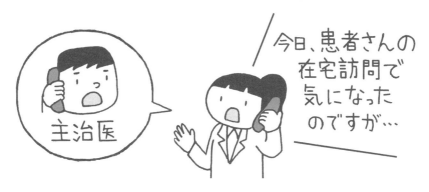

> **コラム** **24時間オープンの薬局もある**
>
> 　今、休日や夜間も対応する薬局が少しずつ増えてきている。対応の仕方には、大きく3つあって、ひとつは、夜間帯は薬局を閉めるものの24時間電話で相談に乗るというパターン。2つ目は、同じく夜間帯は薬局を閉めるものの、調剤にも24時間対応するというパターン。そして3つ目は、薬局の店舗自体を24時間開けるというパターンだ。大きな病院の近隣には、複数の薬局が林立していることが多いが、なかには、それらの薬局間で交代しながら24時間対応をしているケースもある。24時間365日休みなく対応しなければいけないというのは、働く人たちにとっては大変だ。ただ、夜間だろうと休日だろうと、急に具合が悪くなるということはある。在宅医療を受けている患者さんが増えているということもあり、ニーズは高まっている。

の外に出て働くことが求められています。在宅医療を受けていて、薬を飲んでいない患者さんはいません。なかには、食事を口からとれなくなって、鼻から、またはお腹に胃ろうという小さな穴をあけて栄養補給を行っている人もいます。そうすると栄養剤が、その患者さんの毎日の生活と命を支えているんですよね。そういう大事なものを扱っているわけだから、どんなときでも私たちは行かなければいけないんです」

常に勉強が必要な仕事

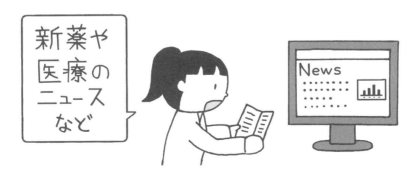

Chapter5　薬局ではどんな人が働いているの？

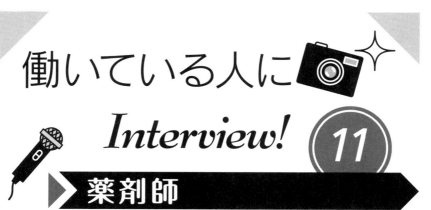

働いている人に Interview! ⑪
薬剤師

医師の処方箋に沿って薬をそろえ、
適切に薬を服用できるように説明し、
患者さんを健康に導く仕事。

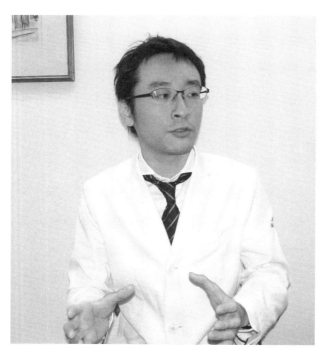

わたなべ　ひかる
渡邊 輝さん
なごみ薬局

高校卒業後、薬科大学に進み、薬剤師に。大学病院で4年経験を積んだあと、「居心地のよい薬局をつくりたい」と、夫婦で「なごみ薬局」を開業。現在は、薬局経営者、薬剤師として働きながら経営大学院で勉強も。二児の父親。

Interview!

> ### ▶ 薬剤師ってどんな仕事？ ◀
>
> 病院やクリニック、薬局で、医師が書いた処方箋に基づいて薬を調合するほか、患者さんが適切に薬を服用できるように使用法や注意点を説明したり、在宅医療を受けている患者さんに薬を届けに行く。また、薬の専門家として、医師や看護師に新しい薬の情報を提供したり、アドバイスを行うことも。

棚から薬を取り出すのは、ロボット

　薬学部を卒業後、大学病院で4年間働いたあと、2007年に「なごみ薬局」を始めました。夫婦二人で立ち上げて、最初のころ、患者さんはほとんど来ませんでした。あるとき、となりの魚屋さんが腰痛で湿布を取りに来てくれたんですね。ていねいに説明をして、薬の配達もしたらとても喜ばれて、娘さんを紹介してくれました。その娘さんには幼稚園に通っているお子さんがいて、幼稚園の送り迎えの合間に薬を取りに来るのは大変そうだったので、今度は幼稚園に届けることにしました。そうやって一人ひとりていねいに対応していたら、その人がまた別の人を紹介してくれ……と、少しずつ増えていったんです。気付いたら、商店街の人はみんなうちの薬局を利用してくれるようになりました。

　今は、経営者としての業務も行いながら、一薬剤師として現場にも入っています。今回は、現場の話を中心にお伝えしますね。

　薬局の仕事は、「外来」と「訪問」の大きく2つに分かれます。外来では、処方箋を持っていらした患者さんにまず事務職員が対応し、つぎに薬剤師が処方箋に沿って薬をそろえていく。その間、なるべく待ち時間を短くするために、うちの薬局ではITを取り入れています。

　棚から薬を取り出す作業も、一部の薬を除いて、ロボットが行います。なごみ薬局には常時2500種類もの薬がそろっています。人が行うとどうしてもミスが生じますが、ロボットは入力を正しく行えば取り間違えることはありません。しかも速い。また、軟膏を混ぜるのも、粉薬を1

回分ずつ分包化するのも機械が行ってくれます。自動化できるところはなるべく自動化する。そして、最終的な確認など、人の手、人の目が必要なところを薬剤師が行う。そうすることで、スピーディーで正確な調剤を実現し、あまった時間を患者さんに寄り添うために使えます。

一人の患者さんをみんなで支える

訪問の仕事には、介護施設への訪問と、患者さん宅への訪問の2種類があります。まず、施設に関しては、なごみ薬局では、今3つの施設を定期的に訪問し、薬を届けています。

それぞれ170人、80人、35人が入居されているのですが、薬を飲んでいない人はほとんどいません。施設ごとに複数の担当薬剤師を決めて、毎週医師から送られてくる処方箋に沿って準備し、車や自転車で届けに行っています。もちろんただ薬を置いて帰ってくるわけではありません。一人分ずつセットして、新しい薬が出ていたら飲み方や副作用、食べ物との飲み合わせなどを伝えて、ちゃんと理解してくれたかどうかを確認します。また、ほかの病医院にかかっていつの間にか薬が増えていると

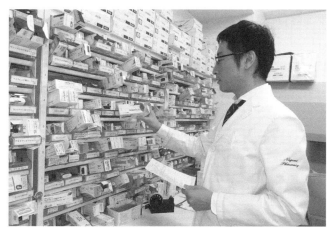

処方箋通りに薬をそろえていきます

Interview!

いうこともあるので、飲み合わせや重複の問題がないかのチェックも欠かせません。

在宅への訪問は、患者さんごとに主担当とサブ担当を決めて、一人5軒ほどを担当しています。ケアマネジャーさんから訪問の依頼を受けたら、まず訪問計画を立てて、ケアマネジャー、医師、患者さんに渡す。そして医師から処方箋が送られてきたら薬をそろえて届けに行き、帰ってきたら報告書を書いて医師とケアマネジャーに送るという流れです。

薬剤師の仕事は、単に薬をそろえて手渡すだけではなく、患者さんに行動変容を起こさせることだと考えています。つまり、適切に薬を服用

薬剤師のある1日

9時50分	出勤。掃除。
10時	ミーティング。今日の訪問先や新しく入った薬など、注意すべき点をすべてのスタッフで共有する。
10時10分	調剤室に入り、調剤業務をひたすら行う。
13時	昼食、休憩。
14時	車で介護施設を訪問。各入居者さんの部屋に薬をセットし、服薬状況や副作用などもチェックする。
17時	薬局に戻り、スタッフのシフトの調整など事務作業。
19時	帰宅。寝る前に1、2時間勉強も欠かさない。

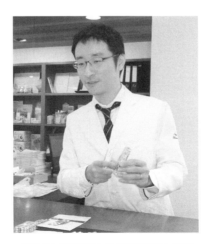

患者さんに説明をしながら薬を渡します

できるようにアドバイスをして、患者さんがより健康になるようお手伝いをするということ。

そのためには、「なんのための薬なのか」「どうして飲まなければいけないのか」という意識づけが大事です。ただ、施設や在宅の患者さんのなかには認知症があったりして、理解力が低下している方もいます。そういう方への指導は難しいのですが、そこで大事なのがヘルパーさんや訪問看護師さんなど他職種との"連携"です。たとえば、1～2週間分を一度に渡すと、間違って全部飲んでしまうという場合には、ヘルパーさんや訪問看護師さんに頼んで1日分ずつ薬を置いてもらう。そうやって、みんなで一人の患者さんを支えています。

薬剤師として地域のためにできること

連携と言えば、病院とも日頃から連携を取っています。たとえば、病院を退院する患者さんが、退院後に在宅医療を受けるときには、病院のスタッフと在宅医療にかかわるスタッフが集まり、「退院時カンファレンス」を行うことがあります。

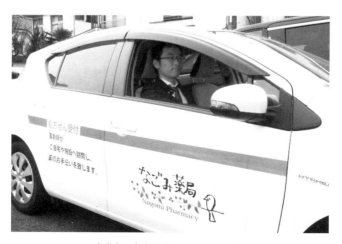

自動車で在宅訪問にうかがうことも

Interview!

　入院中に飲んでいた薬や注意点をうかがって、「この薬はいらないんじゃないかな」「こっちの薬に変えたほうがいいんじゃないかな」といった疑問・提案があれば、その場で話し合って、情報を共有します。この退院時カンファレンスのいちばんの目的は、意識を統一すること。在宅医療は複数の事業所の多職種がチームを組んで行うので、ふだんは電話でのやりとりが基本です。集まって顔を合わせる機会はとても貴重なので、「こういう目的で患者さんを支えましょう！」という熱い思いをみんなで共有しています。

　私は、高校時代に進路を考えたとき、薬学部以外にもいくつか悩んだ職業がありました。でも、薬剤師になってよかった。薬剤師として地域のためにできることって、ほんとうにたくさんあると思うのです。

　今取り組んでいるのが、「ポリファーマシー（多剤処方）」の問題です。海外では「５剤以上飲むと副作用が増える、認知症が進む原因になる」などと指摘されていますが、日本ではまだまだ9種類、10種類と飲んでいる人もめずらしくありません。特に複数の医師にかかっていると、薬が増えがち。薬の専門家である薬剤師がもっと声を上げていかなければいけないなと思っています。

薬剤師になるには

どんな学校に行けばいいの？

　薬剤師になるには、高校卒業後、薬科大学か薬学部がある大学に進み、６年間専門的な勉強をすることが必要だ。そのあと、薬剤師の国家試験に合格すれば、薬剤師の資格が得られる。

どんなところで働くの？

　薬剤師の就職先でいちばん多いのが、ここでも紹介した薬局だ。薬剤師の約半数が薬局で働いている。そのほか、病院やクリニックで患者さんの治療にかかわったり、製薬会社に就職する人、大学に残って研究を続ける人もいる。また、インタビューで登場した渡邊さんのように、薬局を開業して経営者になる人もいる。

Chapter5　薬局ではどんな人が働いているの？

働いている人に Interview! 12

▶ 訪問薬剤師

介護施設や在宅患者さんの家を訪問し
在宅医療の一員として、
薬の管理と服薬の支援を行う仕事。

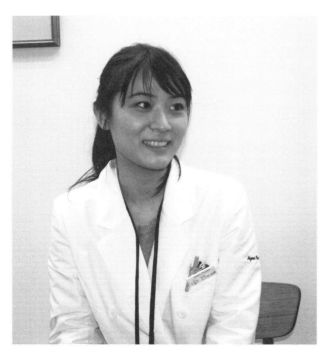

三ケ田由夏さん

なごみ薬局

———

大学の薬学部を卒業後、薬剤師に。病院での勤務を経て、結婚を機に薬局に転職。薬剤師をめざしたのは、「身近に女性の薬剤師さんが何人かいて、充実した日々を送っているように見えたから」だそうだ。

Interview!

> ### 訪問薬剤師ってどんな仕事？
>
> 薬剤師としての仕事は、訪問薬剤師も同じ。違うのは、患者さんを待つのではなく、地域に出て行くこと。薬局に取りに来れない患者さんのために、自宅や介護施設まで薬を届ける。そのさい、薬の管理、正しい服用方法の説明、副作用のチェックも行う。また、在宅医療にかかわる他職種と連携を取ることも。

調剤した薬は必ずダブルチェック

　ふだんは外来を担当する日もありますが、今日は訪問薬剤師としての仕事を中心にお話しさせていただきます。

　私の場合、毎週木曜日の午後が、高齢者介護施設の入居者さんにお薬を届けに行く日です。十数人の1週間分の薬を、毎週、準備しています。まず、薬を準備する段階では、受け取った処方箋の内容を確認して、重複している処方や患者さんにとって合わない薬がないか、チェックをします。これは、「処方監査」と言います。

　つぎに「調剤」といって、処方箋に沿って薬をそろえる。錠剤やカプセルは、みなさんも見たことがあると思うのですが、プラスチックにアルミなどを貼りつけたシートに入っています。シートの薬を準備するのはそんなに時間はかからず、たとえば30日分でも10分足らずで一連の作業が終わります。でも、粉薬を調剤するときや、服用するタイミングが同じ薬をまとめて1袋にする「一包化」という作業では倍以上の時間がかかりますね。だから、薬局にいらした患者さんの調剤を行う場合は、少し長めに時間をお伝えするようにしています。調剤を行ったら、そのまま患者さんにお渡しするのではなく、別の薬剤師が、薬の種類や数などに間違いがないかをチェックします。つまり、患者さんの手元に薬が渡る前に、必ず2人以上の薬剤師の目が入るようにしています。

　ここまでが薬を準備するという作業です。つぎに、準備した薬を施設に届けるのは、一人で行きます。最初は不安でした。施設に着いたら、

それぞれの入居者さんのお部屋に、薬をセットするんですね。セットの仕方は施設や患者さんによって異なり、「お薬カレンダー」に1週間分の薬をつめることもあれば、「お薬ボックス」で管理することもあります。ちなみに、お薬カレンダーにしてもお薬ボックスにしても、飲み間違いや飲み忘れを防ぐために、曜日と、朝・昼・夕・寝る前という飲むタイミング別に分けて収納できるようになっています。

在宅や施設では長くかかわれる

施設には、週に1回の定期訪問のほか、担当している入居者さんが風邪をひいた、熱が出たなど、急に体調が悪くなって新たに薬が出されたときに行くこともあります。また、医師の診察にも同行させてもらっているので、週1回以上行っていますね。

診察に同行すると、「田中さんは血圧が下がり気味なので、薬を変えます」など、医師の考えを直接聞くことができます。私は、薬剤師2年目で、薬局で働く前は病院に勤めていました。病院のときにも先生が書いたカルテを見たり、直接話したりする機会はありましたが、診察に同

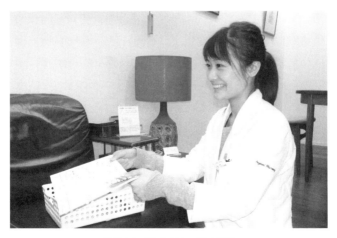

病状をたずねながら、薬の説明

行すると、その場で先生の考えをうかがえるのでとても勉強になります。また、先生から薬のことで相談されることもあり、すぐに答えられることもあれば、調べなければわからないことも。そういう意味でも鍛えられています。

　また、在宅患者さんへの訪問も行っています。薬局に通うことができない高齢者の方がほとんどで、ひとり暮らしの方もいれば、同居のご家族がいても働いていて薬を取りに行けないという場合も多いですね。

　施設の入居者さんにしても、在宅患者さんにしても、病院と違うのは、長くかかわっていくということです。病院では入院中のようすしかわかり

訪問薬剤師のある1日

9時	出勤。外来を担当。
10時	ミーティング。
10時10分	引き続き外来担当。合間に施設入居者分の薬を準備。
12時	昼食、休憩。
13時	高齢者介護施設に行き、訪問薬剤管理。
15時	患者さん宅への訪問薬剤管理。
16時	薬局に戻って報告書をまとめてファクシミリで送付。
17時	外来のサポート。
18時	帰宅。

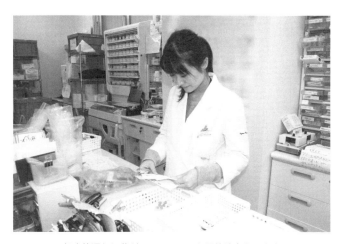

処方箋通りに薬がそろっているか最終監査をします

ませんが、施設や在宅では体調の変化もわかりますし、ご家族にも会えたり、生活のようすも見ることができるので、その点は大きく違いました。私も患者さんのお名前を覚えますし、患者さんも私の顔と名前を覚えてくれていることもあり、うれしいですね。

　顔なじみになった入居者さんとは、「最近ひ孫が生まれて、うれしいの」とか、私が最近結婚したので「結婚して、どう？　最初は大変よね」とか、たわいもない話を楽しくさせてもらっています。そういう何気ない会話の中で、ぽろっと気になっていること、体調のことも教えてくださったりするので、ふだんから話しやすい雰囲気をつくるのが大切かなと思っています。

忙しくても落ち着いて対応できる薬剤師に

　薬剤師って、調剤というイメージが強いと思うんですね。私も実際に現場で働くまでは、病院内や薬局内での調剤業務がメーンかなと思っていましたが、実は人と接する機会の多い仕事です。患者さんから話を聞くことも大事ですし、「この薬がどういう薬なのか」「何のために飲むの

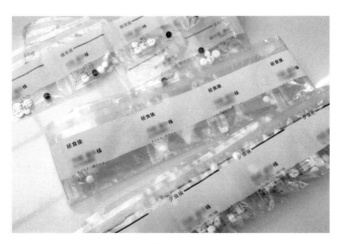

薬の一包化

か」といったことを患者さんにわかるように説明しなければいけないので、話す力も大事。思っていた以上にコミュニケーション力が必要な仕事だなと感じています。

また、想像以上にハードでしたね。薬局内にいる時間よりも、外に出ている時間が多いので、時が経つのが早い。忙しいけれど、忙しく体を動かしているほうが好きなので、私には合っていました。

ただ、その一方で正確さを求められる仕事でもあるので、忙しくても間違えないように注意しなければいけないというのは大変なところですね。錠数などを間違ってしまい、最後の監査で先輩の薬剤師から指摘されたこともあります。そういうときには落ち込みますが、「どうしたら間違えないようにできるか」と考えることが重要。まだまだ経験が浅いことを自覚して、「全部合っているわけじゃない」「間違いは起こる」ということを前提に、緊張感をもって、忙しくても一つひとつの手順をていねいに行うように気をつけています。

先輩方を見ていると、忙しくても落ち着いているんです。そのほうが患者さんも信頼できて、気になることを聞きやすいでしょうし、忙しくても焦らず冷静に対応できるようになりたいですね。

訪問薬剤師になるには

どんな学校に行けばいいの？

薬剤師になるまでは、141ページと同じ。薬剤師の資格を得てから、訪問業務にたずさわるのに、特に新たな資格は必要はない。在宅医療にも取り組んでいる薬局やクリニック、病院などに就職しよう。

どんなところで働くの？

薬局内で調剤業務は行うものの、薬局内にいる時間よりも、介護施設や在宅患者の家など、外出している時間のほうが長い。病院を退院する患者が在宅医療を受ける場合、病院職員と在宅医療にかかわるスタッフが病院に集まり、カンファレンスを行うことも。そのほか、地域で行われる勉強会や交流会に参加することもある。

▶ ほかにもこんな仕事があるよ！

ほかのクリニックには どんなスタッフがいるのかな？

● 管理栄養士

・どんな仕事？

　栄養学や身体の仕組み、全身の病気について学び、その専門知識を活かして、バランスのよい食事メニューを考えたり、栄養のとり方、食事の仕方、病気の予防や治療(ちりょう)に役立つ食事法について指導する。

・この仕事に就くためには？

　管理栄養士になるには2通りの方法がある。ひとつは、高校卒業後に4年制の管理栄養士養成課程で勉強して、管理栄養士の国家試験を受けるという方法。

　もうひとつは、栄養士を経て管理栄養士をめざすという方法。高校卒業後、栄養士の専門学校に進むか、栄養士養成コースのある短期大学、大学で勉強すれば、卒業と同時に都道府県知事が認める栄養士の資格が得られる。栄養士として実務経験を積んだあと、国家試験を受けて合格すれば管理栄養士の資格を得られる。

・どんなクリニックにいるの？

　糖尿病(とうにょうびょう)などの食事療法(りょうほう)が欠かせない病気を扱(あつか)うクリニックや在宅クリニックなど。

●理学療法士(りょうほうし)

・どんな仕事？

　ケガや病気などで身体に障がいがある人、または障がいが生じる可能性がある人に対して、「立つ・座る・歩く」といった動作がスムーズに行えるようになるために、リハビリテーションを行う。

・この仕事に就くためには？
　高校卒業後、理学療法について勉強することができる専門学校、短期大学、大学で3～4年学び、理学療法士の国家試験を受けて合格すれば、資格を得られる。

・どんなクリニックにいるの？
　整形外科クリニックや、訪問リハビリを行っている在宅クリニックなど。

● 臨床心理士

・どんな仕事？
　心の問題を扱う専門家。面接や心理的な検査で患者さんの心の状態を探り、個々の価値観を尊重しながら、その人に合った方法で悩みが軽くなるようお手伝いする。

・この仕事に就くためには？
　日本臨床心理士資格認定協会が指定する大学院か専門職大学院に通い、認定試験を受けて合格すれば、臨床心理士の資格を得られる。5年ごとに資格を更新することが必要。国家資格ではないが、心の問題を扱う資格のうち、代表的なものが臨床心理士だ。

・どんなクリニックにいるの？
　精神科クリニックや心療内科クリニックなど。

● 歯科衛生士

・どんな仕事？
　口の中の健康づくりをサポートする専門職。虫歯や歯周病の予防のために歯についた汚れを取ったり薬をぬったり、歯科診療で歯科医をサポートしたり、どうやったら口の中を健康に保てるかというセルフケアの仕方を指導したりする。

・この仕事に就くためには？
　高校卒業後、歯科衛生士を養成する専門学校や短期大学、大学

▶ ほかにもこんな仕事があるよ！

で、3～4年専門的な勉強をする必要がある。そのあと歯科衛生士国家試験を受験して合格すれば、歯科衛生士の資格が得られる。

・どんなクリニックにいるの？

歯科クリニックで働く歯科衛生士が多いが、最近では在宅クリニックでお年寄りの口の中のケアにかかわる人もいる。

● 臨床工学技士

・どんな仕事？

医療機器の専門家。自分の力では呼吸ができない人が使う「人工呼吸器」や、腎臓の機能が低下して自力では血液中の不要なものを尿として体の外へ出せない人が使う「人工透析装置」などの操作やメンテナンスを行う。

・この仕事に就くためには？

高校卒業後、臨床工学技士養成課程のある専門学校か短期大学、大学で3～4年専門的な勉強をすることが必要。そのあと、臨床工学技士国家試験を受けて合格すれば、臨床工学技士の資格が得られる。

・どんなクリニックにいるの？

透析クリニックなど。

● 柔道整復師

・どんな仕事？

骨や関節、筋肉に関する専門家。骨折、脱臼、打撲、捻挫、挫傷に対して、薬や外科処置以外の方法で回復に導く。具体的には、手技でもとの位置に戻したり、固定したりして、人間がもっている治癒力を最大限に発揮させる。

・この仕事に就くためには？
　高校卒業後、柔道整復師の養成課程のある専門学校や短期大学、大学で3～4年学ぶことが必要。そのあと、柔道整復師の国家試験を受けて合格すれば、柔道整復師の資格が得られる。

・どんなクリニックにいるの？
　整形外科クリニックなど。

● 助産師

・どんな仕事？
　子どもを出産する女性のお手伝いをする仕事。出産をするときの介助(かいじょ)を行うほか、子どもを産む女性に日常生活のアドバイスをしたり、出産後の育児の相談に応じる。

・この仕事に就くためには？
　助産師の資格が得られるのは、看護師資格をもつ女性のみ。助産師をめざすには、看護師資格を取得後に1～2年間助産師養成校で学んだあと助産師の国家試験を受けるか、あるいは助産師養成課程がある4年制の看護学校・看護大学で学べば看護師・助産師の両方の国家試験を受けられる。

・どんなクリニックにいるの？
　産科クリニックのほか、クリニックではないが、助産師が分娩(ぶんべん)を行う助産院など。

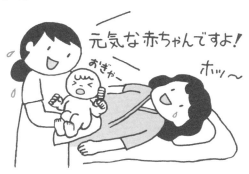

この本ができるまで
——あとがきに代えて

　この本を手に取ってくださって、ありがとうございます。クリニックと薬局で働く人たちの仕事をイメージすることができましたか？　そしてそのイメージは、本を読む前とは違っていたでしょうか？

　一人の患者さんの治療にいろいろな職種の人がかかわっているように、この一冊の本も、たくさんの人の協力のおかげでできあがりました。まずはじめに、忙しい中、時間をつくって取材に応じてくださったみなさま、ほんとうにありがとうございました。

「どうして今の仕事を選んだんですか？」「どんなところが楽しくて、どんなところが難しいですか？」——。そんな質問にみなさんまっすぐに答えてくださいました。そしてその答えには、いくつか共通していることがありました。

　ひとつは、「目の前の患者さんのために何ができるか？」を日々考え、工夫していること。患者さんのためにできることは病気を治すことだけではありません。経験を積むことで、その引き出しは増えていくのだろうと思います。

　また、どの方もプロフェッショナルとして責任をもって仕事をしていること、新人の方もベテランの方も日々勉強を続けていることも共通していました。それから、地域にねざしたクリニック、薬局という点では、患者さんとの近さが印象的でした。仕事と真剣に向き合っているみなさんのお話が、多くの読者に届くことを願っています。

　最後に、編集を担当してくださったぺりかん社の中川和美さん、かわいいイラストを添えてくださった山本州さん、また、校正、印刷・製本など制作にかかわってくださった方々のご協力なしには、この本はできあがりませんでした。心からお礼を申し上げます。

この本に協力してくれた人たち（50音順）

【クリニック】
お茶の水・井上眼科クリニック
岩佐真弓さん、田所幸代さん、千葉マリさん、南雲 幹さん、
野田真有美さん、村上貴史さん

佐藤皮膚科小児科クリニック
影山智子さん、佐藤徳枝さん、田中美紀子さん、藤本三由紀さん

三ノ輪歯科
大澤正夫さん、白石少織さん

本橋歯科技研
本橋義明さん

【薬局】
なごみ薬局
三ケ田由夏さん、渡邊 輝さん

装幀：菊地信義

本文デザイン・イラスト：山本 州（raregraph）
本文DTP：吉澤衣代（raregraph）
写真：編集部

[著者紹介]
橋口佐紀子（はしぐち さきこ）

1981年鹿児島県生まれ。慶應義塾大学文学部卒業。医療系出版社を経て、現在はライターとして、医療や介護、福祉に関する取材記事、人物取材を中心に執筆。著書に、『医療を支える女たちの力』（へるす出版）、『看護師になる！ 2012』『再生 銚子市立病院』（ともに日労研）、『しごと場見学！ 遊園地・テーマパークで働く人たち』（ぺりかん社）がある。

しごと場見学！──クリニック・薬局で働く人たち

2016年7月25日　初版第1刷発行

著　者：橋口佐紀子
発行者：廣嶋武人
発行所：株式会社ぺりかん社
　　　　〒113-0033　東京都文京区本郷1-28-36
　　　　TEL:03-3814-8515（営業）　03-3814-8732（編集）
　　　　http://www.perikansha.co.jp/
印刷・製本所：株式会社太平印刷社

Ⓒ Hashiguchi Sakiko 2016
ISBN 978-4-8315-1445-5
Printed in Japan

出版案内

しごと場見学!シリーズ
しごとの現場としくみがわかる!

第1期:全7巻
第2期:全4巻
第3期:全4巻
第4期:全4巻

全国中学校進路指導連絡協議会 推薦

私たちの暮らしの中で利用する場所や、施設にはどんな仕事があって、どんな仕組みで成り立っているのかを解説するシリーズ。
豊富なイラストや、実際に働いている人たちへのインタビューで、いろいろな職種を網羅して紹介。本書を読むことで、「仕事の現場」のバーチャル体験ができます。

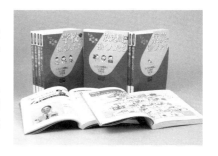

各巻の内容・構成

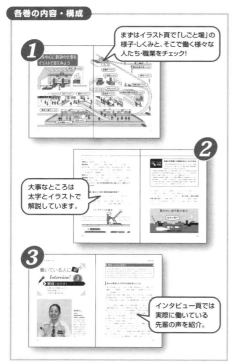

❶ まずはイラスト頁で「しごと場」の様子・しくみと、そこで働く様々な人たち・職業をチェック!

❷ 大事なところは太字とイラストで解説しています。

❸ インタビュー頁では実際に働いている先輩の声を紹介。

シリーズ第1期:全7巻

病院で働く人たち/駅で働く人たち/放送局で働く人たち/学校で働く人たち/介護施設で働く人たち/美術館・博物館で働く人たち/ホテルで働く人たち

シリーズ第2期:全4巻

消防署・警察署で働く人たち/スーパーマーケット・コンビニエンスストアで働く人たち/レストランで働く人たち/保育園・幼稚園で働く人たち

シリーズ第3期:全4巻

港で働く人たち/船で働く人たち/空港で働く人たち/動物園・水族館で働く人たち

シリーズ第4期:全4巻

スタジアム・ホール・シネマコンプレックスで働く人たち/新聞社・出版社で働く人たち/遊園地・テーマパークで働く人たち/牧場・農場で働く人たち

各巻の仕様	A5判/並製/160頁/価格:本体1900円+税

出版案内

5教科が仕事につながる!

《主要5教科》
英語の時間
国語の時間
数学の時間
理科の時間
社会の時間

《別巻4教科》
保健体育の時間
美術の時間
技術・家庭の時間
音楽の時間

全9巻 完結!

松井大助・小林良子=著　[推薦]全国中学校進路指導連絡協議会

中学校の科目からみる ぼくとわたしの職業ガイド

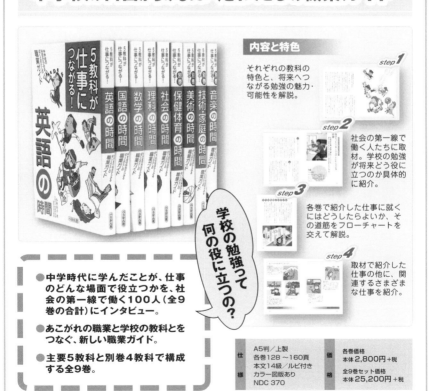

内容と特色

step1 それぞれの教科の特色と、将来へつながる勉強の魅力・可能性を解説。

step2 社会の第一線で働く人たちに取材。学校の勉強が将来どう役に立つのかを具体的に紹介。

step3 各巻で紹介した仕事に就くにはどうしたらよいか、その道筋をフローチャートを交えて解説。

step4 取材で紹介した仕事の他に、関連するさまざまな仕事を紹介。

学校の勉強って何の役に立つの?

- 中学時代に学んだことが、仕事のどんな場面で役立つかを、社会の第一線で働く100人(全9巻の合計)にインタビュー。
- あこがれの職業と学校の教科とをつなぐ、新しい職業ガイド。
- 主要5教科と別巻4教科で構成する全9巻。

仕様
A5判/上製
各巻128〜160頁
本文14級/ルビ付き
カラー図版あり
NDC 370

価格
各巻価格
本体2,800円+税
全9巻セット価格
本体25,200円+税

出版案内

会社のしごとシリーズ 全6巻
会社の中にはどんな職種があるのかな？

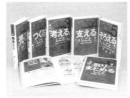

社会にでると多くの人たちが「会社」で働きます。会社には、営業や企画、総務といったしごとがありますが、これらがどういうしごとであるか、意外と正しく理解されていないのではないでしょうか？
このシリーズでは、会社の職種を6つのグループに分けて分かりやすく紹介し、子どもたちに将来のしごとへの理解を深めてもらうことを目指します。

松井大助 著

① 売るしごと
営業・販売・接客
ISBN 978-4-8315-1306-9

お客さまと向き合い、会社の商品であるモノやサービスを買ってもらえるように働きかける「営業・販売・接客」のしごと。実際に働く14名へのインタビューを中心に、くわしく紹介します。

② つくるしごと
研究・開発・生産・保守
ISBN 978-4-8315-1323-6

ニーズにあった形や色・機能の商品を、適切な技術と手順で商品に仕上げ、管理する「研究・開発・生産・保守」のしごと。実際に働く14名へのインタビューを中心に、くわしく紹介します。

③ 考えるしごと
企画・マーケティング
ISBN 978-4-8315-1341-0

新たなモノやサービスを考え出し、お客様に買ってもらうための作戦を立てる「企画・マーケティング」のしごと。実際に働く14名へのインタビューを中心に、くわしく紹介します。

④ 支えるしごと
総務・人事・経理・法務
ISBN 978-4-8315-1350-2

各部門の社員が十分に力を発揮できるように、その活動をサポートする「総務・人事・経理・法務」のしごと。実際に働く14名へのインタビューを中心に、くわしく紹介します。

⑤ そろえるしごと
調達・購買・生産管理・物流
ISBN 978-4-8315-1351-9

工場やお店に必要なモノがそろうように手配する「調達・購買・生産管理・物流」のしごと。実際に働く14名へのインタビューを中心に、くわしく紹介します。

⑥ 取りまとめるしごと
管理職・マネージャー
ISBN 978-4-8315-1352-6

みんながいきいきと働いて、目的を達成できるように取りまとめる「管理職・マネージャー」のしごと。実際に働く14名へのインタビューを中心に、くわしく紹介します。

| 各巻の仕様 | A5判／上製カバー装／平均160頁 | 価格：本体2800円＋税 |

出版案内

探検! ものづくりと仕事人
仕事人が語る、ものづくりのおもしろさ！　全5巻

本シリーズの特色
- その商品ができるまでと、かかわる人たちをMAPで一覧！
- 大きな写真と豊富なイラストで、商品を大図解！
- できるまでの工場見学をカラーページで紹介！
- 仕事人のインタビューから、仕事のやりがいや苦労がわかる！
- 歴史や知識もわかる、豆知識ページつき！

マヨネーズ・ケチャップ・しょうゆ
山中伊知郎 著
ISBN 978-4-8315-1329-8

マヨネーズ　マヨネーズができるまでを見てみよう！　マヨネーズにかかわる仕事人！　ケチャップ　ケチャップができるまでを見てみよう！　ケチャップにかかわる仕事人！　しょうゆ　しょうゆができるまでを見てみよう！　しょうゆにかかわる仕事人！　まめちしき（マヨネーズの歴史 他）

ジーンズ・スニーカー
山下久猛 著
ISBN 978-4-8315-1335-9

ジーンズ　ジーンズができるまでを見てみよう！　ジーンズにかかわる仕事人！　スニーカー　スニーカーができるまでを見てみよう！　スニーカーにかかわる仕事人！　まめちしき（ジーンズの歴史・生地の話、スニーカーの歴史、スニーカーの選び方）

シャンプー・洗顔フォーム・衣料用液体洗剤
浅野恵子 著
ISBN 978-4-8315-1361-8

シャンプー　シャンプーができるまでを見てみよう！　シャンプーにかかわる仕事人！　洗顔フォーム　洗顔フォームができるまでを見てみよう！　洗顔フォームにかかわる仕事人！　衣料用液体洗剤　衣料用液体洗剤ができるまでを見てみよう！　衣料用液体洗剤にかかわる仕事人！　まめちしき（シャンプーの歴史 他）

リップクリーム・デオドラントスプレー・化粧水
津留有希 著
ISBN 978-4-8315-1363-2

リップクリーム　リップクリームができるまでを見てみよう！　リップクリームにかかわる仕事人！　デオドラントスプレー　デオドラントスプレーができるまでを見てみよう！　デオドラントスプレーにかかわる仕事人！　化粧水　化粧水ができるまでを見てみよう！　化粧水にかかわる仕事人！　まめちしき（リップクリームの歴史 他）

チョコレート菓子・ポテトチップス・アイス
戸田恭子 著
ISBN 978-4-8315-1368-7

チョコレート菓子　チョコレート菓子ができるまでを見てみよう！　チョコレート菓子にかかわる仕事人！　ポテトチップス　ポテトチップスができるまでを見てみよう！　ポテトチップスにかかわる仕事人！　アイス　アイスができるまでを見てみよう！　アイスにかかわる仕事人！　まめちしき（チョコレート菓子の歴史 他）

| 各巻の仕様 | A5判／上製カバー装／平均128頁／一部カラー | 価格：本体2800円＋税 |

【なるにはBOOKS】

税別価格　1170円～1300円

- ❶ パイロット
- ❷ スチュワーデス・スチュワード
- ❸ ファッションデザイナー
- ❹ 冒険家
- ❺ 美容師・理容師
- ❻ アナウンサー
- ❼ マンガ家
- ❽ 船長・機関長
- ❾ 映画監督
- ❿ 通訳・通訳ガイド
- ⓫ グラフィックデザイナー
- ⓬ 医師
- ⓭ 看護師
- ⓮ 料理人
- ⓯ 俳優
- ⓰ 保育士
- ⓱ ジャーナリスト
- ⓲ エンジニア
- ⓳ 司書・司書教諭
- ⓴ 国家公務員
- ㉑ 弁護士
- ㉒ 工芸家
- ㉓ 外交官
- ㉔ コンピュータ技術者
- ㉕ 自動車整備士
- ㉖ 鉄道員
- ㉗ 学術研究者(人文・社会科学系)
- ㉘ 公認会計士
- ㉙ 小学校教師
- ㉚ 音楽家
- ㉛ フォトグラファー
- ㉜ 建築技術者
- ㉝ 作家
- ㉞ 管理栄養士・栄養士
- ㉟ 販売員・ファッションアドバイザー
- ㊱ 政治家
- ㊲ 環境スペシャリスト
- ㊳ 印刷技術者
- ㊴ 美術家
- ㊵ 弁理士
- ㊶ 編集者
- ㊷ 陶芸家
- ㊸ 秘書
- ㊹ 商社マン
- ㊺ 漁師
- ㊻ 農業者
- ㊼ 歯科衛生士・歯科技工士
- ㊽ 警察官
- ㊾ 伝統芸能家
- ㊿ 鍼灸師・マッサージ師
- ❺❶ 青年海外協力隊員
- ❺❷ 広告マン
- ❺❸ 声優
- ❺❹ スタイリスト
- ❺❺ 不動産鑑定士・宅地建物取引主任者
- ❺❻ 幼稚園教師
- ❺❼ ツアーコンダクター
- ❺❽ 薬剤師
- ❺❾ インテリアコーディネーター
- ❻⓿ スポーツインストラクター
- ❻❶ 社会福祉士・精神保健福祉士
- ❻❷ 中小企業診断士
- ❻❸ 社会保険労務士
- ❻❹ 旅行業務取扱管理者
- ❻❺ 地方公務員
- ❻❻ 特別支援学校教師
- ❻❼ 理学療法士
- ❻❽ 獣医師
- ❻❾ インダストリアルデザイナー
- ❼⓿ グリーンコーディネーター
- ❼❶ 映像技術者
- ❼❷ 棋士
- ❼❸ 自然保護レンジャー
- ❼❹ 力士
- ❼❺ 宗教家
- ❼❻ CGクリエータ
- ❼❼ サイエンティスト
- ❼❽ イベントプロデューサー
- ❼❾ パン屋さん
- ❽⓿ 翻訳家
- ❽❶ 臨床心理士
- ❽❷ モデル
- ❽❸ 国際公務員
- ❽❹ 日本語教師
- ❽❺ 落語家
- ❽❻ 歯科医師
- ❽❼ ホテルマン
- ❽❽ 消防官
- ❽❾ 中学校・高校教師
- ❾⓿ 動物看護師
- ❾❶ 動物訓練士
- ❾❷ 動物飼育係・イルカの調教師
- ❾❸ フードコーディネーター
- ❾❹ シナリオライター・放送作家
- ❾❺ ソムリエ・バーテンダー
- ❾❻ お笑いタレント
- ❾❼ 作業療法士
- ❾❽ 通関士
- ❾❾ 杜氏
- ⓴⓿ 介護福祉士
- ⓴❶ ゲームクリエータ
- ⓴❷ マルチメディアクリエータ
- ⓴❸ ウェブクリエータ
- ⓴❹ 花屋さん
- ⓴❺ 保健師・助産師・養護教諭
- ⓴❻ 税理士
- ⓴❼ 司法書士
- ⓴❽ 行政書士
- ⓴❾ 宇宙飛行士
- ⓶⓿ 学芸員
- ⓶❶ アニメクリエータ
- ⓶❷ 臨床検査技師・診療放射線技師・臨床工学技士
- ⓶❸ 言語聴覚士・視能訓練士・義肢装具士
- ⓶❹ 自衛官
- ⓶❺ ダンサー
- ⓶❻ ジョッキー・調教師
- ⓶❼ プロゴルファー
- ⓶❽ カフェオーナー・カフェスタッフ・バリスタ
- ⓶❾ イラストレーター
- ⓶⓴ プロサッカー選手
- ⓶❶ 海上保安官
- ⓶❷ 競輪選手
- ⓶❸ 建築家
- ⓶❹ おもちゃクリエータ
- ⓶❺ 音響技術者
- ⓶❻ ロボット技術者
- ⓶❼ ブライダルコーディネーター
- ⓶❽ ミュージシャン
- ⓶❾ ケアマネジャー
- ⓷⓿ 検察官
- ⓷❶ レーシングドライバー
- ⓷❷ 裁判官
- ⓷❸ プロ野球選手
- ⓷❹ パティシエ
- ⓷❺ ライター
- ⓷❻ トリマー
- ⓷❼ ネイリスト
- ⓷❽ 社会起業家
- ⓷❾ 絵本作家
- ⓸⓿ 銀行員
- ⓸❶ 警備員・セキュリティスタッフ
- ⓸❷ 観光ガイド
- ⓸❸ 理系学術研究者
- ⓸❹ 気象予報士・予報官
- 補巻1 空港で働く
- 補巻2 美容業界で働く
- 補巻3 動物と働く
- 補巻4 森林で働く
- 補巻5 「運転」で働く
- 補巻6 テレビ業界で働く
- 補巻7 「和の仕事」で働く
- 補巻8 映画業界で働く
- 補巻9 「福祉」で働く
- 補巻10 「教育」で働く
- 補巻11 環境技術で働く
- 補巻12 「物流」で働く
- 補巻13 NPO法人で働く
- 補巻14 子どもと働く
- 補巻15 葬祭業界で働く
- 補巻16 アウトドアで働く
- 補巻17 イベントの仕事で働く
- 別巻 理系のススメ
- 別巻 「働く」を考える
- 別巻 働く時のルールと権利
- 別巻 就職へのレッスン
- 別巻 数学は「働く力」
- 別巻 働くための「話す・聞く」

一部品切中のものがございます。在庫につきましては、小社営業部までお問い合わせください。　　16.06.